Die Pflegetipps

Palliative Care

herausgegeben von Thomas Sitte

Impressum

Herausgeber: Deutscher PalliativVerlag
(Verlag der Deutschen PalliativStiftung), Fulda 2013

14. Auflage (120.000-160.000)
ISBN-Nr. 978-3-944530-04-8

Rindt-Druck
gedruckt auf zertifiziertem Recycling-Papier

Redaktion: Thomas Sitte
Gestaltung: Anneke Gerloff

Deutsche PalliativStiftung
Am Bahnhof 2
36037 Fulda
Mail: info@PalliativStiftung.de
Web: www.palliativstiftung.de
Telefon +49 (0)661 / 4804 9797
Telefax +49 (0)661 / 4804 9798

Bildnachweise

Titelbild: Janet Brooks Gerloff
Seiten 5, 36: Anton Weber
Seite 7: Elke Leppkes
Seite 11: Christina Plath
Seiten 17, 30, 61, 86: Thomas Sitte
Seite 50: Elena Sitte
Seite 21: Barbara Harsch
Seite 22: Johannes Wüller
Seite 23: Gerhard Michl
Seite 33: Ute Franz
Seite 46: Valentin Sitte
Seite 58: Nicole Blauensteiner
Seite 63: Anne Menz
Seite 69: Christiane Langer
Seite 72: Christina Plath
Seite 75: Barbara Kamps
Seite 78: Sebastian Plath

Unter Mitarbeit von

Gian Domenico Borasio, *Palliativmediziner, Lausanne*
Mechthild Buchner, *DA-SEIN Hospizdienst, Fulda*
Barbara Engler-Lueg, *Katharinen-Hospital, Unna*
Petra Feyer, *Vivantes Kliniken, Berlin*
Gideon Franck, *Institut für Gesundheit, Fulda*
Annette Gaul-Leitschuh, *PalliativNetz Osthessen, Fulda*
Christoph Gerhard, *Katholische Kliniken Oberhausen*
Anneliese Hoffkamp, *Klinikseelsorge, Gießen*
Bettina Kraft, *Essen*
Barbara Maicher, *PalliativNetz Osthessen, Fulda*
Arnd T. May, *www.ethikzentrum.de, Recklinghausen*
Andreas Müller, *Brückenprojekt, Dresden*
Petra Nagel, *freie Journalistin, Kassel*
Christina Plath, *Praxis für Physiotherapie, Göttingen*
Stefan Schneider, *Bestattungsinstitut Storch, Fulda*
Caroline Schreiner, *Journalistin, Fulda*
Thomas Sitte, *Deutsche PalliativStiftung, Fulda*
Maralde Wüsthofen-Hirsch, *Reha-Klinik Wüsthofen, Bad Salzschlirf*

Eine Tochter

„Spontan fände ich es gut, wenn rüber kommt, dass man auch noch lebt, wenn man im Sterben liegt. Ist es nicht so, dass die meisten Menschen denken, dass wenn man im Sterben liegt, das Leben dann schon zu Ende ist!
Aber was wäre ein zweistündiger Film, wenn man einfach die letzten 2 Minuten weglässt? Unvorstellbar, und jeder Kinobesucher würde auf die Barrikaden gehen.

Als unsere Mutter im Sterben lag und schon nichts mehr gesagt hat, da haben wir Eis und Chips geholt, Anton hat auf der Gitarre seine neu aufgenommene CD vorgespielt, ich saß im Bett und die Jungs daneben und wir haben gequatscht und gelacht und darüber geredet, was wir so vorhaben und die Mama hat gelächelt und die Augenbrauen immer hochgezogen. Da habe ich sie gefragt: ‚Na, so wolltest du immer sterben?‘ und da hat sie genickt.

Immer wenn ich an das Sterben von unserer Mutter zurückdenke, bin ich ganz erfüllt, weil ich das Gefühl habe, dass wir es schöner nicht hätten machen können. Wenn mich jemand fragt, wie das Sterben bei meiner Mutter war dann antworte ich: ‚Sie ist schön gestorben! In unserem Beisein voller Kerzen und Blumen, so wie sie es sich immer gewünscht hat.‘
Ihnen noch einmal für all die Hilfe und Unterstützung DANKE!!“

Ellen Lewis

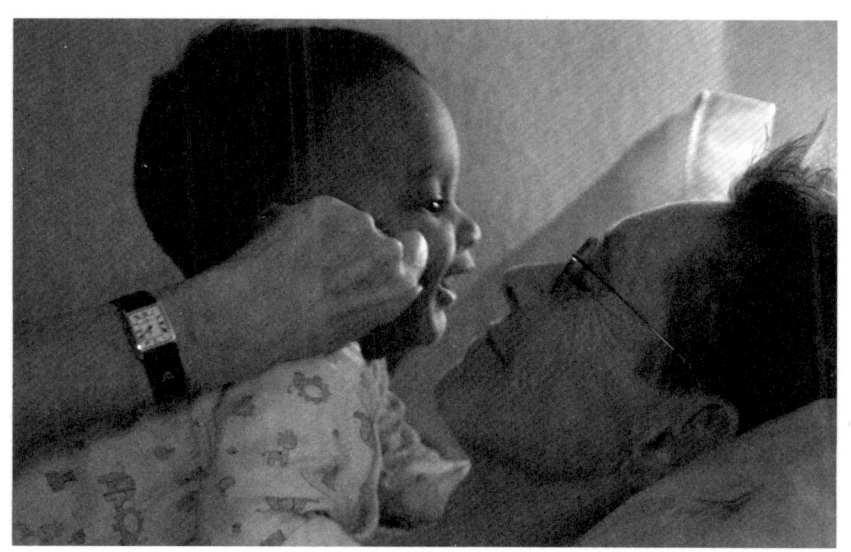

Geleitwort des Hessischen Sozialministers

In unserer älter werdenden Gesellschaft stellt die Versorgung von pflegebedürftigen Menschen, vor allem derjenigen, die an einer nicht heilbaren, fortgeschrittenen Krankheit leiden und nur noch eine begrenzte Lebenserwartung haben, eine sensible und unverzichtbare Aufgabe dar. Dafür ist Rüstzeug nötig – für Menschen, die sich dieser Aufgabe professionell widmen, für diejenigen, die sich ehrenamtlich im Umfeld von Pflege und Sterbebegleitung engagieren und nicht zuletzt auch für die Angehörigen.

Die Pflegetipps, die Sie, liebe Leserinnen und Leser, jetzt in der Hand halten, können ein solches Rüstzeug sein. Ob Sie mit Symptomen von Atemnot oder Mundtrockenheit bei dem Ihnen anvertrauten Menschen konfrontiert sind oder selbst drohen, unter zu großer Belastung zu leiden: Sie finden in der kleinen Broschüre Rat, Arbeitshilfe und wertvolle Hinweise.

Das Hessische Sozialministerium unterstützt nun zum vierten Mal den Nachdruck der „Pflegetipps" – in diesem Jahr gemeinsam mit den Pflegekassen. Das Wissen, das die Herausgeber hier zusammengetragen und über die Jahre ergänzt haben, soll eine breite Verbreitung finden. Mein Dank gilt denen, die dazu beigetragen haben, dass dieses Wissen in der vorliegenden Form zur Verfügung stehen kann.

Ich habe großen Respekt vor der Leistung all derjenigen, die sich in der Pflege und in der Sterbebegleitung engagieren. Sie sind große Vorbilder für Menschlichkeit in unserer Gesellschaft. Ihnen gebührt unser aller Dank. Mögen Ihnen die Pflegetipps Unterstützung und Ratgeber sein.

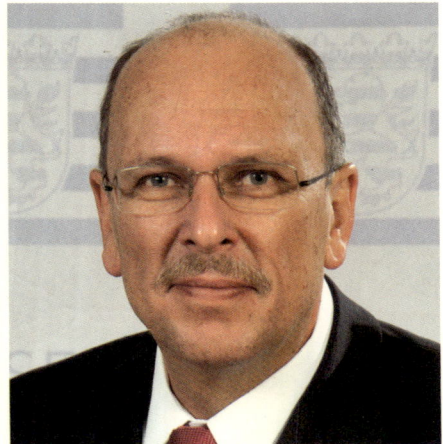

Stefan Grüttner
Hessischer Sozialminister

Vorwort des Herausgebers zur 14. Auflage

Wieder liegt eine neue Auflage der Pflegetipps gedruckt vor mir. Inzwischen 14mal in 8 Jahren haben engagierte PalliAktive sich mit Texten eingebracht und ich habe immer wieder gefeilt, ergänzt, verändert. Mittlerweile müssten (fast) alle Fremdworte und Fachausdrücke durch verständliches Deutsch ersetzt worden sein. Eine Aufgabe, die schwerer war, als ich es erwartet hatte. Immer wieder waren auch kleine Fehler zu korrigieren, hier und da ein Text zu einem wichtigen Punkt zu ersetzen oder zu korrigieren und immer wieder zu aktualisieren.

Die magische Zahl einer Auflage von 100.000 Exemplaren haben wir längst hinter uns gelassen und kratzen nun an den 200.000. Ist das viel? Oder ist es nicht viel zu wenig für 80.000.000 Deutsche von denen die meisten noch nichts über Hospizarbeit und Palliativversorgung wissen. „Hätten wir das vorher gelesen, es wäre uns so viel erspart geblieben", hören wir immer wieder über dieses bewusst so klein gehaltene Buch.

Palliativversorgung soll dazu dienen, dass es Ihnen bei einer lebensbedrohlichen Krankheit besser geht. Sie richtet sich nicht nur an Sterbende – als ging es ihr darum, die Phase des Sterbens zu verkürzen oder angenehmer zu gestalten. Durch eine angemessene Palliativversorgung und Hospizarbeit soll es aber Schwerstkranken möglich sein, auf möglichst breiter Basis am Leben teilzunehmen. Das ist gerade für die Angehörigen sehr wichtig, denn nicht nur die Patienten, auch sie werden durch die Diagnose einer schweren Krankheit oft völlig aus ihrem Lebensumfeld gerissen.

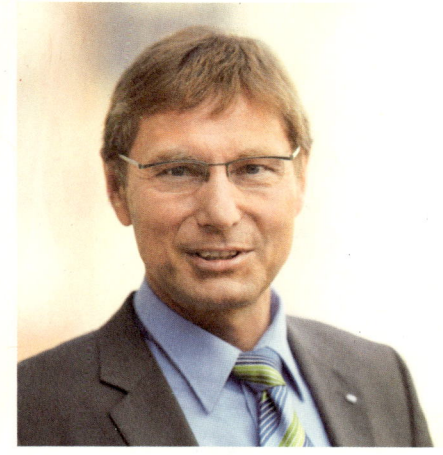

Wichtig erscheint mir, dass man allen Menschen die Chance gibt, ihre Wünsche und Vorstellungen über das eigene Sterben zu artikulieren; und dass man ihnen dann ein tragfähiges Netzwerk zur Verfügung stellt, dass ihnen die entsprechende Versorgung garantiert.

Tod und Sterben werden von vielen Menschen ausgeblendet. Die wenigsten stellen sich der Frage, welche Versorgung sie sich bei schweren und lebensbedrohlichen Krankheiten wünschen. Die Deutsche Palliativstiftung wirbt für eine neue Kultur des Lebensendes.

Überall herrscht ein Geist des ‚höher, schneller, weiter‘. Was wir aber brauchen ist ein Geist des ‚nicht zu hoch, nicht zu schnell, nicht zu weit‘. Was wir brauchen ist eine maßvolle medizinische Versorgung.

Thomas Sitte

Wir danken!

Unser besonderer Dank gilt vielen ungenannten Mitarbeitern in Behörden und Institutionen, in Politik und Wirtschaft, stellvertretend hier dem Hessischen Sozialministerium und den Pflegekassen für die Förderung des Nachdrucks.

Palliativversorgung lebt vom Einsatz Einzelner am Patienten, wird aber getragen von palliativer Haltung Aller und vom Engagement Vieler für die Sache. Oft ist es überraschend, wer uns wann wo wie plötzlich hilft, sei es für konkrete Sorgen und Probleme der uns anvertrauten Patienten. Sei es in Fragen des Aufbaues oder der Umsetzung von Hospizarbeit und Palliativversorgung. Ungeahnte Türen öffnen sich in zunächst aussichtsloser Situation. Das gilt für wirklich alle Bereiche des Lebens und erfüllt mich immer wieder mit einer gewissen Demut. Wir sollten nicht aufhören an das Gute im Menschen zu glauben.

Vorwort des Herausgebers zur 13. Auflage

2007 entstand zunächst im Internet eine kleine Serie Pflegetipps, die praktische Hilfen in schwerer Zeit bot. Experten vom PalliativNetz Osthessen gaben Tipps zur Betreuung schwerstkranker Patienten. Tipps, die nicht nur den pflegenden Angehörigen helfen, sondern auch die Lebensqualität der Patienten deutlich verbessern konnten. Bald kam die Idee auf, dass man diese kleine Sammlung auch stetig fortentwickeln könnte und gedruckt als Handreichung für Patienten und Angehörige, für Professionelle ohne spezielle Ausbildung in Palliativversorgung oder auch als Information für alle interessierten Laien herausgeben sollte. So entstand Auflage um Auflage, auf eigene Kosten gedruckt. Die Pflegetipps wurden herumgereicht und teilweise waren sie wohl so etwas wie ein kleiner Geheimtipp. Wir freuten uns Ende 2008 sehr, dass das Hessische Sozialministerium schließlich mit öffentlichen Mitteln eine Auflage von insgesamt fast 100.000 Exemplaren finanzierte. Doch auch diese werden schnell vergriffen. 2011 kam schließlich der Wunsch einer Übersetzung in weitere Sprachen, dem wir gerne folgen. Die Kosten hierfür hat dankenswerter Weise unser Stiftungsrat Michael Wirtz aus Stolberg als Sponsor übernommen,

Das Prinzip scheint gelungen, ein überschaubarer Umfang. Plakative Themen, von denen die meisten direkt von Interesse für viele von uns sind. Jedes Thema wird auf ein oder zwei Seiten so kurz, klar und übersichtlich dargestellt wie möglich und wir bleiben dabei trotzdem wissenschaftlich korrekt. In der Sprache verzichten wir auf Fremdwörter und Fachbegriffe, wo es nur geht und wir bemühen uns, das Wichtige gut verständlich darzustellen. Wir sind gespannt, ob dies nun auch in nicht-deutschen Ausgaben fünktioniert!

Wenn Ihnen das Heft gefällt, reichen Sie es weiter. Vielleicht haben Sie auch Ideen dazu, suchen etwas, was hier nicht erwähnt wird und auch anderen fehlen könnte. Sagen Sie es uns. Wir wollen im Deutschen PalliativVerlag mit der Deutschen PalliativStiftung neue und erweiterte Auflagen herausbringen, und diese können auch von Ihnen mit gestaltet werden. Geben Sie uns Rückmeldungen! Haben Sie konkrete Ideen? Dann schreiben Sie mit! Sie können damit Ihrem Nächsten helfen.

Thomas Sitte

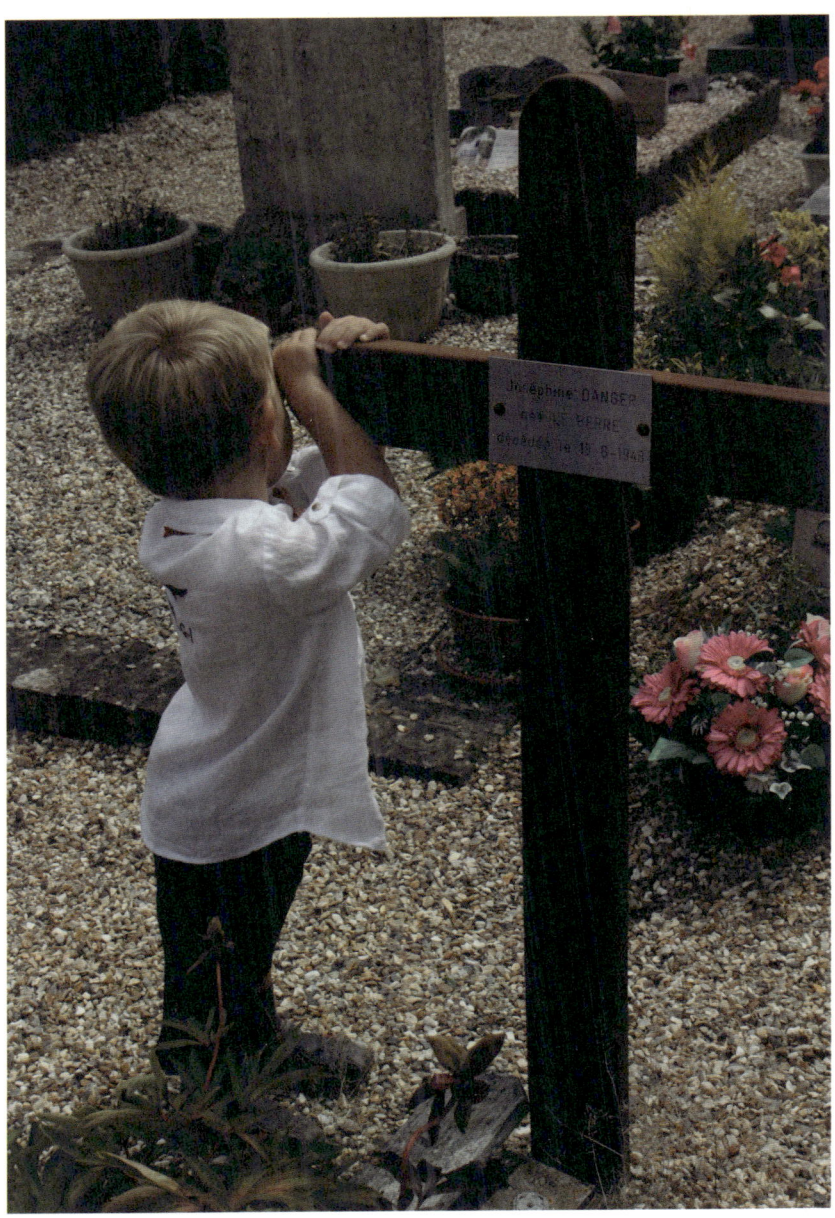

Inhaltsverzeichnis

Mein Freund Bernd
von Petra Nagel

Mein Freund Bernd ist tot. Er starb am 20. September 2004, an dem Tag, an dem ich meine erste CD vorstellte. Ich habe es bis heute nicht begriffen. Bernd war lange Jahre nur ein Kollege. Irgendwann vor zwei Jahren hatten wir vom Sie zum Du gewechselt, vom Kollegen zum Freund.

„Es ist Krebs", sagt er, „Bernd sagt, er hat Krebs". Mein Mann hatte den Anruf angenommen und schaute mich völlig entsetzt an. Den Hörer in der Hand, am anderen Ende ein Schicksal, das wir uns niemals hätten vorstellen können.

So banal wie der ganze Satz ging es weiter. Von hier auf jetzt war der Freund ein todkranker Freund. Einer, der um sein Leben kämpfen musste. Die Geschichte ist schnell erzählt: Rückenschmerzen, starke Schmerzmittel, Bandscheibe und dann die Diagnose: Metastasen, ausgehend von einem Bronchialtumor.

Aber das wussten wir an diesem Sommertag im vergangenen Jahr noch nicht. Vieles können wir uns bis heute nicht richtig erklären. Bernd hat viele Fragen offen gelassen, Fragen rund um seine Krankheit, rund um seine Person.

Er war einer, der gern redete. Geschichten erzählte. So ein Journalist der alten Sorte. Einer, der mit Herzblut berichtete, der es genoss, immer vorne mit dabei zu sein. Einer, der Geschichten immer wieder erzählte, obwohl es nicht die Geschichten seines eigenen Herzens waren. Ein raumgreifender Mann, „ein Hallodri", würde meine Mutter sagen, „ein Frauentyp", sage ich. Mit einer tollen Radio-Stimme, die dem Ohr schmeichelte und haften blieb. So ein bisschen einer, der unkaputtbar schien. Der immer eine Lösung hat, einen kennt, ein Macher. Über alles schon gesehen, über alles schon berichtet.

Bernd hatte plötzlich selber Krebs. Eine kleine Diagnose-Odyssee begann, sehr schnell endete sie allerdings auf der Palliativ-Station des Göttinger Universitäts-Klinikums. Das muss nicht das Ende sein, dachten und sagten wir. Dachte, hoffte und sagte Bernd.

Gegenüber dem Klinikum hatte ich vor zwanzig Jahren einmal gewohnt. In einem Studentenwohnheim eine glückliche Zeit verbracht. Mittags gingen wir im Klinikum essen, meine Medizin-Kommilitonen feierten Leichenwend-Feste in der Anatomie – doch alles Leid war weit weg von uns, von unseren Leben, von unserer Zukunft.

Der Gang ins Klinikum hatte vergangenes Jahr dann nichts mehr mit der Leichtigkeit eines Mensa-Essens zu tun, wir besuchten regelmäßig einen todkranken Mann.

Gefällt wie ein Baum, fiel mir immer wieder ein. Viele Phrasen gingen mir durch den Kopf. Von „Das wird schon wieder", bis „Dann bauen wir Deine Wohnung rollstuhlgerecht um", „Manche kommen hier auch wieder raus", „Es gibt doch auch Spontanheilungen."

Bernd lag in einem Einzelzimmer, recht komfortabel. Und mein Misstrauen wuchs, weil alle so nett waren. Die Schwestern hatten Zeit, die Ärzte nahmen sich sogar für die Freunde des Kranken Zeit. Der drohende Tod schenkte offenbar plötzlich das Verständnis und die Ruhe, die so oft in einem Krankenhaus nicht anzutreffen sind. Doch das hatte wenig Beruhigendes.

Wir fuhren so oft wir konnten zu Bernd. Einmal war ich allein unterwegs. Wie in alten Zeiten ging ich zu Cron und Lanz, ins beste Café der Stadt und kaufte Leckereien. Irgendetwas will ich mitbringen, habe ich gedacht. Auch einem Todkranken. Ich will ihm eine Freude machen. Ein wenig Alltag bringen. Ob das noch geht, wie das geht, keine Ahnung.Mit Baumkuchen, Pralinen, hübsch verpackt mit einem Marzipan-Marienkäfer kam ich ins Krankenzimmer. Eigentlich völlig abstrus, mit solchen Kleinigkeiten zu einem Todkranken… Während ich genau das noch dachte, freute sich Bernd. Probierte Baumkuchen und Pralinen, obwohl er eigentlich schon nicht mehr aß. Er erzählte mir, dass Marienkäfer ihn durch sein Leben begleitet hätten, fragte nach dem CD-Projekt, wollte Neues aus der Arbeitswelt hören. Bernd wollte am Leben teilnehmen, denn er lebte. Er wollte nicht über den Tod reden. „Sterben ist schlimm genug", sagte er einmal, ein einziges Mal, dass er es aussprach. Und fügte an: „Was soll ich dauernd drüber reden, das weiß ich ja." Ich konnte es kaum glauben. Hätten wir nicht irgendwie mehr über seine Krankheit sprechen müssen? Hätte er der Realität nicht mehr ins Auge schauen müssen? Wie konnte ich Marienkäfer schenken, während die Metastasen in Bernds Körper wucherten? „Warum?" sagte mein Mann, „was ist falsch, wenn er es so will?" „Warum soll er über den Tod reden?"

Bernd stritt sich mit den Ärztinnen der Station. Er wollte nicht mit ihnen über das reden, was ihm bevorstand. Und er kämpfte. Um jeden Tag. Er wollte Strahlentherapie und Bewegungstherapie, er wollte Zeit gewinnen. In die Rolle des Todkranken hat er sich nie gefügt. Er, der lebenslange Hypochonder, machte es seinen Freunden nun leicht.

Er lebte einfach weiter und räumte der Krankheit offiziell keinen Raum ein. Wir haben über alles geredet, was uns einfiel. Von Politik bis Arbeit, über Bekannte und Freunde, wir haben gelacht und gelästert.

Bernd wurde schwach und schwächer.

Er konnte sich nicht mehr aufrichten, aber sein Geist war wach. Zwischendurch wollte er schlafen, nur schlafen. Und trotzdem kämpfte er. Um sein Leben.

Irgendwann haben wir begonnen, ihm die Hand zum Abschied zu drücken. Ein bisschen länger als normalerweise. Eine für uns und für ihn intime Geste, wissend, dass es das letzte Mal sein könnte.

Bernd hat vorher nie geweint, nie geschrieen, sich nie beklagt. Nur ein einziges Mal die Frage nach dem Warum gestellt. „Acht Jahre braucht so ein Krebs," hatte ein Arzt ihm gesagt. „Was wäre, wenn er früher entdeckt worden wäre," fragte er sich, erzählte es uns. In meinem Kopf liefen die Bilder und die Sprüche rund ums Sterben, rund um den Tod ab. Wenn ich Freunden erzählte, wie es um Bernd stand, schüttelten die den Kopf, „Das kann nicht mehr lange dauern." Ich wollte das nicht hören.

Diese dummen Sprüche. Bernd lebte, wollte leben. Und solange er atmete, hatte er genau dieses Recht, am Leben teilzunehmen, und nicht totgeredet zu werden.

Die große Ursachen-Suche begann. „Er hat ja stark geraucht", „da muss er sich nicht wundern." Auch das habe ich gehört. Ich war sprachlos. Von Schicksal hatten all diese schlauen Menschen noch nichts gehört. Selbstgerecht wurden Ereignisse vorweggenommen, alte Rechnungen beglichen. „Macht das denn noch Sinn?" wurde ich gefragt, als ich davon berichtete, dass es Bernd besser ging. Er konnte sich plötzlich einmal aufsetzen, schöpfte wieder Hoffnung.

Wir wussten alle, dass er nicht mehr aufspringen wird. Aber jede Minute seines Lebens wollte er leben. Und darauf kam es an. Er lebte noch, er atmete und er hatte Ideen, da wurde er für viele schon unsichtbar. Sich mit dem Leben zu befassen, das zu Ende ging, das wollten viele nicht. So nah wollten sie dem Sterben nicht kommen. Auch dem Lebenden nicht, der da starb. Selten habe ich so viel Ignoranz, Dummheit und Sprücheklopferei erlebt.

Lieber nicht hinschauen, dann trifft es uns nicht. All die coolen Schulterzucker, die es da gibt. Die Besserwisser und Todesahner. Die den Kranken schon zu den Toten rechnen, um sich zu schützen. Die immer gnadenlos wissen, wie es weitergehen muss. Die wissen, was ein schöner Tod ist und was nicht.

Die wissen, warum die Dinge passieren. Die das Jenseits kennen oder auch nicht. Die einen Glauben haben oder auch nicht. Die nicht mehr wahrnehmen wollen, dass ein Mensch noch da ist. Auch wenn er nun anders lebt als in den Jahren zuvor. Es ist mir unbegreiflich.

Am Abend vor seinem Tod haben wir Bernd besucht. Er hat uns erkannt, wir haben kurz seine Hand gehalten. „Kommt morgen wieder", hat er gesagt, „heute geht es mir nicht so gut".

Uns haben die Worte gefehlt. Am nächsten Tag ist Bernd gestorben.

Ob friedlich, mit sich im Reinen, ob mit oder ohne Schmerzen, wer weiß das wirklich? Ich denke, er hat seine Würde nie verloren, auch nicht seinen Lebenswillen. Er hat sich nichts aufzwängen oder vormachen lassen. Er hat sich nicht ergeben, auch nicht der Krankheit. Er ist seinen Weg gegangen. Und das ist vielleicht der einzige Trost.

Kassel, 12. 5. 2005 © Petra Nagel, petnagel@aol.com

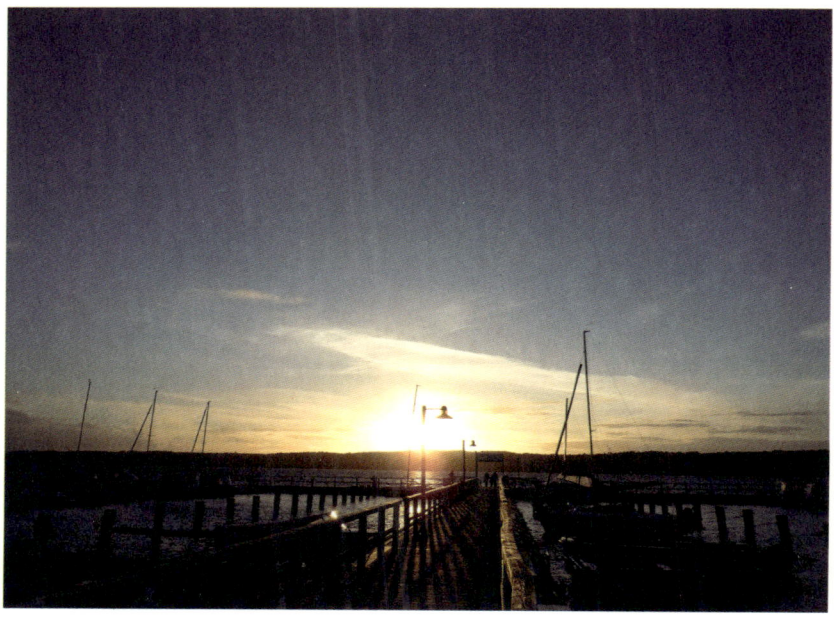

Was bedeutet palliativ?

In diesem Heft werden wir Vieles ansprechen. Was ist Palliativtherapie eigentlich? Es ist die Betreuung von Menschen mit einer weit fortgeschrittenen Erkrankung und begrenzter Lebenserwartung. Palliativtherapie lindert die Symptome und wir respektieren dabei, dass die Krankheit nicht mehr heilbar ist. Sie berücksichtigt den Menschen als Ganzes zusammen mit seinem Umfeld. „Palliative Care" oder Palliativversorgung meint immer eine ganzheitliche Behandlung. Es ist nie nur der auf die eigentliche Therapie ausgerichtete Teil, sondern sehr umfassend. Neben Begleitung, Pflege, ärztlicher Betreuung, tragen in gleichem Maße viele andere Berufsgruppen zur angemessenen Therapie bei. Dazu gehören natürlich eine angemessene Schmerztherapie, Ernährung und verträgliche Medikamente. Die Minderung von Atemnot, Übelkeit und Erbrechen ist wichtig. Aber auch die seelsorgerische und emotionale Begleitung, psychosoziale Betreuung, Trauerarbeit, Supervision und vieles mehr.

Lindernde Maßnahmen sind die ältesten und waren über lange Zeit auch die einzig möglichen Therapien. Diese gerieten aber durch die großen technischen und medizinischen Fortschritte im letzten Jahrhundert in den Hintergrund. Die Hospizbewegung in den späten 60er Jahren hat die Aufmerksamkeit auf die Notwendigkeit eines besonderen Umgangs mit unheilbar Kranken und Sterbenden gerichtet. Dies hat dazu beigetragen, dass Menschen neben medizinischer Behandlung wieder eine Palliation erhalten. Neben der medizinischen Versorgung möchten wir Sie in allen wichtigen Bereichen unterstützen und Sie so in einer schwierigen Situation auffangen. Wir haben erlebt, dass Menschen mit Hilfe der Palliativversorgung etwas ganz Besonderes aus der letzten Lebensphase machen – diese bewusst und würdevoll gestalten können.

Palliative Care bedeutet, die Aufmerksamkeit auf die Qualität der noch verbleibenden Lebenszeit zu legen. Es kann noch so viel getan werden, auch wenn gegen ein Fortschreiten der Grunderkrankung nichts mehr zu machen ist. Die Zielsetzung wird anders. Es ist nicht mehr der Kampf gegen die Krankheit, sondern das bestmögliche Leben mit ihr. Dieser veränderte Blickwinkel akzeptiert, dass das Sterben absehbar und unabwendbar ist. Er hilft, dass die verbleibende Lebenszeit an überraschender Tiefe und Qualität gewinnt.

Zentral ist nach wie vor die medizinisch-pflegerische Behandlung von Schmerzen und Beschwerden, wird aber durch eine sorgende, individuelle und aufmerksame Begleitung der Betroffenen und (!) ihrer Nächsten ergänzt.

Grundsätzlich soll der Patient seine ihm verbleibende Zeit in einer Umgebung verbringen dürfen, die auf seine individuellen Bedürfnisse eingehen kann.

Dafür ist eine multiprofessionelle und interdisziplinäre Zusammenarbeit notwendig. Es geht in Palliative Care weder darum, „nichts mehr zu tun", noch einfach um Sterbebegleitung. Wichtig ist hier ein sorgfältiges Abwägen, was in der Situation angemessen, notwendig und sinnvoll ist. Es erfordert Erfahrung und viel Einfühlungsvermögen um drohende Verschlechterungen und die damit verbundenen Ängste gut zu begleiten oder auch ganz zu vermeiden. Dazu gehört auch, diese offen zu benennen. Werden diese Krisen vermieden, können wir fast alle unerwünschten Krankenhauseinweisungen ebenso vermeiden!

Neben dem Gefühl der Hilflosigkeit und Überforderung setzt sich Palliative Care mit den Betroffenen genau auseinander. Die Schwere der Situation wird nicht verdrängt, wir stellen uns ihr, bleiben dabei und helfen die Krise zu bewältigen.

Eine gute Palliativversorgung ruht auf drei Säulen, einer angemessenen Haltung, langjähriger Erfahrung und exzellenter Fachkenntnis.

Der Mensch steht im Mittelpunkt aller Bemühungen. Dazu muss man oft anders als gewohnt miteinander umgehen. Bleiben, Aushalten und Mittragen wird nötig, wo andere lieber wegschauen. Palliative Care nimmt nicht alles Leiden, das würde der Komplexität von Trauer nicht gerecht werden. Sie trägt aber dazu bei, die Qualität des Lebens bis zum Tod – und darüber hinaus – zu verbessern.

Oft wird das Leben dann reicher. Dies ist vor allem für jene wichtig, die da bleiben und weiterleben.

Tipps für das Gespräch mit dem Arzt

Wenn Sie als Patient oder Angehöriger in die Situation kommen, ein wichtiges Gespräch mit dem behandelnden Arzt zu führen (Diagnosemitteilung, Entscheidung über die weitere Therapie oder Ähnliches), sollten Sie folgende Punkte beachten:

Überlegen Sie sich, ob eine Person Ihres Vertrauens Sie in das Gespräch begleiten soll. Wenn ja, besprechen Sie mit dieser Person, was Sie am meisten beschäftigt und was Sie vom Arzt wissen wollen.

Legen Sie mit dem Arzt vorab eine Uhrzeit und die Dauer des Gespräches fest.

Notieren Sie sich Ihre wichtigsten Fragen (es gibt keine „dummen" Fragen). Nehmen Sie die Liste zum Gespräch mit.

Bestehen Sie darauf, dass das Gespräch nicht im Mehrbettzimmer, sondern in einem getrennten, ruhigen Raum geführt wird.

Bitten Sie den Arzt, für die Dauer des Gespräches, wenn möglich, sein Funkgerät abzugeben, damit Sie nicht gestört werden.

Beginnen Sie damit, dass Sie dem Arzt erzählen (falls er Sie nicht von sich aus fragt), was Sie schon wissen, denken oder vermuten – dann weiß er, wo Sie stehen.

Sprechen Sie über Ihre Ängste, Hoffnungen und Befürchtungen. Sie helfen Ihrem Arzt, Sie kennen und verstehen zu lernen.

Fragen Sie sofort nach, sobald Sie etwas nicht verstehen – wenn nötig mehrfach, bis Sie wirklich alles verstanden haben.

Machen Sie sich Notizen und heben Sie diese gut auf. Man vergisst vieles, auch Wichtiges, schneller, als man denkt.

Bitten Sie den Arzt darum, Ihnen alle Alternativen zu der von ihm vorgeschlagenen Behandlungsstrategie zu erläutern. Fragen Sie ihn insbesondere nach der wissenschaftlichen Basis für seinen Therapievorschlag: Gibt es dazu Studien oder Leitlinien?

Bei einer fortgeschrittenen lebensbedrohlichen Erkrankung sollten Sie fragen, ob eine rein palliativmedizinische Behandlung nicht auch eine gute Alternative sein könnte, sogar im Hinblick auf das Ziel der Lebensverlängerung.

Fragen Sie nach nichtmedizinischen Hilfsmöglichkeiten, insbesondere für die Zeit nach der Entlassung – je nach Situation zum Beispiel Selbsthilfegruppen, Psychotherapeuten, Hospizdienste usw.

Machen Sie zum Schluss einen konkreten Termin für das nächste Gespräch aus.

Abdruck aus Gian Domenico Borasio „Über das Sterben", 2. Auflage 2012, S. 122-123, mit freundlicher Erlaubnis des C.H.Beck-Verlages

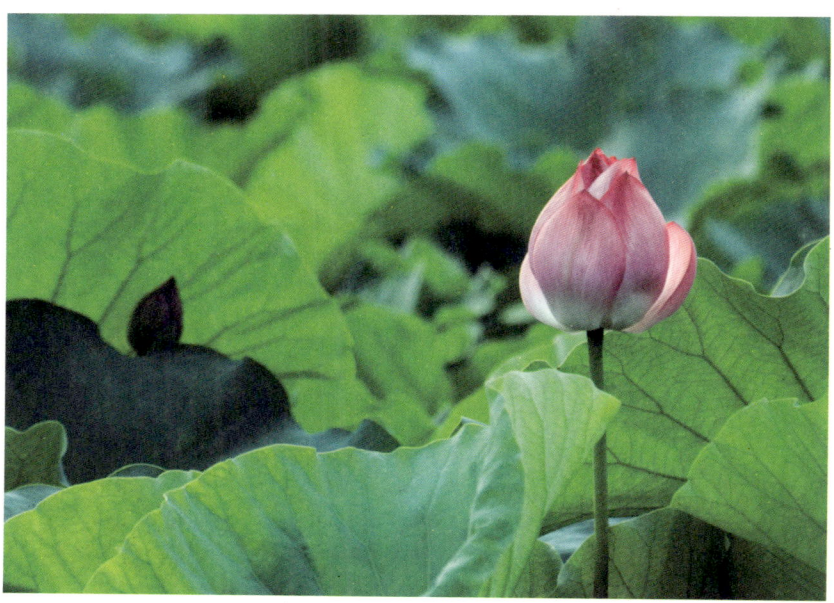

Was können Angehörige tun?

„Ich wollte doch noch so viel mit Dir erleben, mit Dir zusammen sein, mein Glück mit Dir teilen, meine Ängste Dir anvertrauen. Und nun stirbst Du und Du tust es ganz alleine. Und ich sitze hier neben Dir und weiß nicht, wie ich Dir helfen kann.` Oder „Oh Gott, nun hilf ihm endlich einzuschlafen, nimm ihm die Schmerzen und das Leid, lindere seine Angst vor dem Tod und dem Danach."

Mit diesen und anderen Gedanken sitzen Angehörige neben dem Bett eines sterbenden geliebten Menschen. Häufig sind sie hilflos, angsterfüllt, aber auch wütend und traurig. Das Leben dieses Menschen geht zu Ende. Die Angehörigen werden nicht gefragt, was sie davon halten. Es passiert einfach. Man kann den Angehörigen helfen, indem man sie mit in den Sterbeprozess einbezieht.

Sie können dem geliebten Menschen die Füße massieren, die Hand halten, sich zu ihm ins Bett legen oder ihn bei schwerer Atemnot aufrecht halten, sie können für ihn singen, beten und musizieren. Das Gespräch mit einem Team, bestehend aus Ärzten, Pflege, Seelsorge und Therapeuten hilft ihnen, mit ihrer eigenen Hilflosigkeit und Ohnmacht umzugehen und nach dem Sterben ihres Mannes, ihrer Frau, der Eltern oder eines Kindes weiterzuleben.

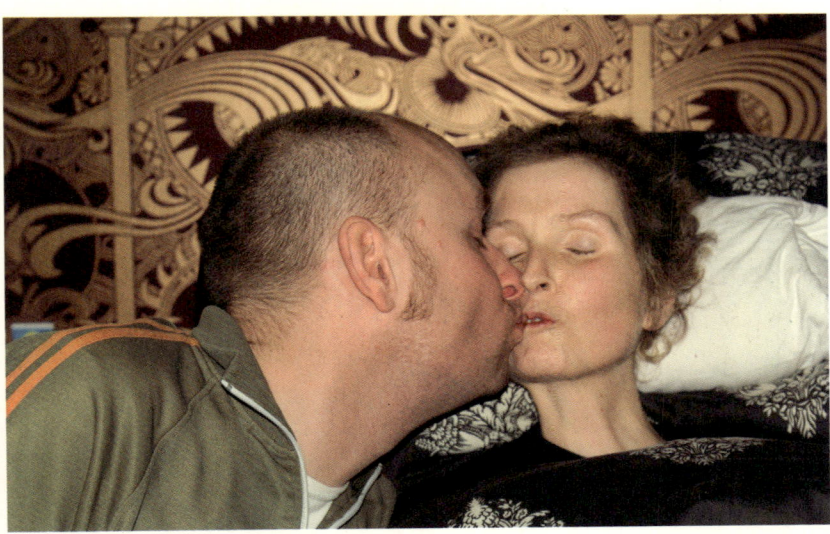

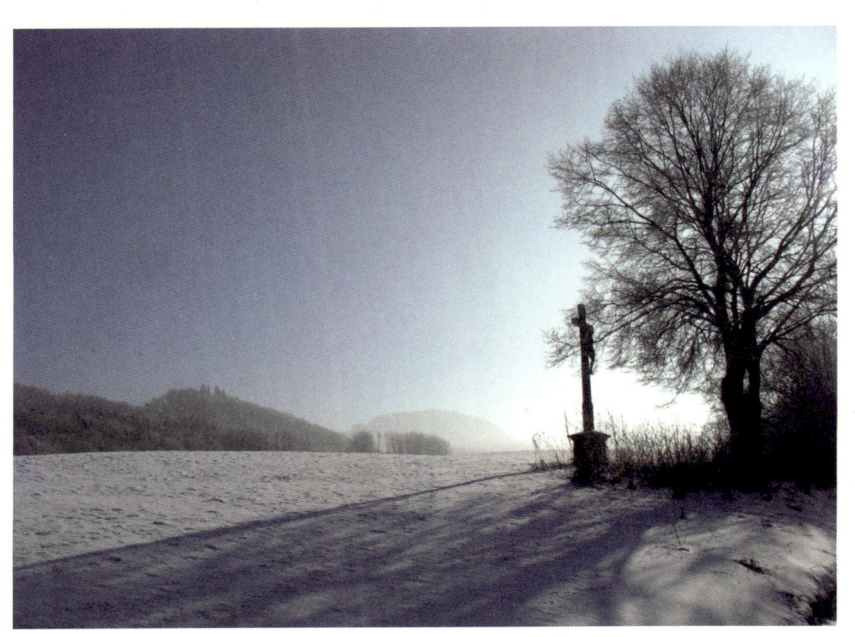

Bei drohendem Burnout: „Self-care"

„Care" heißt „sich sorgen um" oder „Fürsorge". Die Sorge ist wichtig bei „Palliative care", aber auch für uns selber: „Self-care".

Doch wie sieht es mit denen aus, die schwerkranke Menschen umsorgen? Self-care sollte ein Teil der Fürsorge für die Patienten werden, leicht droht sonst ein „Burnout" – dieses „Ausgebranntsein" ist ein schleichender Vorgang. Am Anfang sind die Veränderungen klein, später kann es zu einer schweren Krankheit kommen: Ängste, Depressionen, erhöhter Alkoholkonsum, völlige Erschöpfung, sogar Lähmungen und noch Schlimmeres.

Die Betreuung schwerst-kranker Menschen führt an Grenzen und bleibt eine große Herausforderung. Wer hier über die körperlichen Hilfen hinaus beistehen möchte, braucht ein gutes Gespür, im rechten Maße den Patienten (und den anderen Helfern!) helfend zur Seite zu stehen. Von derart Betroffenen höre ich in meiner Tätigkeit als Mitarbeiterin der Klinikseelsorge jedoch immer wieder Sätze wie: „Ich kann nicht mehr", „Das schaffst Du schon", „Es ist mir alles zu viel", „Ich habe Angst vor der Nichtverlängerung meines Arbeitsvertrages". Spätestens beim Wahrnehmen dieser zunächst noch so kleinen Symptome oder Veränderungen muss die Notbremse gezogen und Self-care bewusst eingesetzt werden.

Tipps für Sie, wie Sie dem Burnout vorbeugen können:

· Ich muss akzeptieren, dass die Gefahr eines Burnout besteht
· Mit der Gefahr muss ich mich bewusst auseinandersetzen
· Ich muss meine körperlichen und seelischen Grenzen erkennen
· Arbeit und Freizeit sollte ich klar abgrenzen. Oft höre ich: „Ich konnte zu Hause nicht abschalten." In der Kinderklinik erzählt mir eine engagierte Schwester: „Ich bin gestern abend noch mal schnell in die Klinik gefahren, um nach Simon zu sehen. Es hat mir keine Ruhe gelassen, es ging ihm so schlecht."
· Abschalten nach der Arbeit, Phasen der Erholung und Ruhe lösen die beruflichen Belastungen. Kurze Zeiträume zum Erholen geben neue Kraft. Dann können wir uns wieder ganz Familie oder Freunden zuwenden; und bei der Arbeit den Patienten! Wichtig für eine gesunde Abgrenzung sind auch eine befriedigende Freizeitgestaltung und viel Bewegung in der Natur.
· Gute Beziehungen bei der Arbeit und im privaten Bereich, ein offenes Ohr und verständnisvoller Umgang mit vertrauten Personen helfen mir. Sie schaffen auch Abstand von meinen Sorgen aus der Palliativfürsorge.

- Viele Helfer denken, dass es an ihnen liegt, wenn sie frustriert und erschöpft sind. Misserfolge schreiben sie eigenen Schwächen zu. Die Frage heißt aber nicht: Was stimmt nicht mehr bei mir? Es heißt, was kann ich tun, um die Situation zu verändern!
- Mein Stress entsteht in meinem Kopf. Wie ich Situationen einschätze und meine Arbeit bewerte, hat einen großen Einfluss darauf, ob es irgendwann kritisch wird oder nicht. Meine Gedanken ändern ist aber nicht leicht.

Um mich selbst bei großer Belastung auf neue, positivere Gedanken zu bringen, kann es helfen, mir folgende Fragen zu beantworten:

- Sehe ich nur die negativen Seiten meiner Arbeit? Oder auch die positiven?
- Habe ich vielleicht zu hohe Erwartungen an mich?
- Was würde denn passieren, wenn ich mehr auf mich achte?
- Sehe ich auch die Situationen, die ich mit Bravour gemeistert habe?
- Wo habe ich Fähigkeiten, Ressourcen? Wo wende ich sie an?
- Welchen Stellenwert hat mein eigenes Leben für mich?

In einer Teamsitzung sagte eine Schwesternschülerin einer Kinderstation: „Wenn ich dieses Leiden sehe, will ich mich nicht beschweren über mein Leben. Ich will mich voll einsetzen, um zu helfen" – eine Haltung, die in einen Zusammenbruch führt, wenn eigene Gefühle nicht geachtet werden.

Wir sollten nicht die Zähne zusammenbeißen und sagen: „Da muss ich durch". Unser Ziel sollte sein, geben zu können, weil wir bekommen.

Zum Schluss ganz praktische Tipps zur Kurzentspannung

- Bewusste Atmung: z. B. „3 mal tief ein- und ausatmen" in akuter Situation.
- Körperreise: einzelne Körperpartien bewusst wahrnehmen und nachspüren, ob ich dort Anspannungen oder Unwohlsein fühle. Spannung lösen.
- Muskelentspannung: 5-7 Sekunden lang Muskeln anspannen und wieder aktiv loslassen, von den Fußspitzen bis zur Stirn.
- „Hände in Gebetshaltung": die Fingerspitzen der Hände berühren sich vor der Brust, die Finger sind nicht durchgedrückt, gleichmäßig tief durchatmen.

Schmerzlinderung

Aus unserer täglichen Arbeit wissen wir, dass sich Patienten und Angehörige am meisten vor unerträglichen Schmerzen fürchten. Diese Angst möchten wir Ihnen nehmen. Am Lebensende sind Schmerzen das Symptom, das wir am leichtesten lindern können.

Es gibt verschiedene Medikamente, die alleine oder in Kombination wirken. Wenn Schlucken schwer fällt, helfen Pflaster sehr gut. Dadurch werden regelmäßige Spritzen kaum mehr nötig. Spritzen sind für Patienten oft unangenehm und Angehörige trauen sich nicht, diese selbst zu geben.

Werden Medikamente genommen, ist das Wichtigste: lang wirksam und vorbeugend! Man darf starken Schmerzen nicht hinterherlaufen, sonst wird es schnell schlimmer und die Therapie braucht immer stärkere Medikamente. Bei Angst vor den „starken" Schmerzmitteln sollte man auch daran denken: die starken Schmerzmittel kommen aus der Natur, sie sind den Botenstoffen des eigenen Körpers, die er gegen Schmerzen produziert, ähnlich.

Bei der Schmerztherapie treten als Nebenwirkungen oft Verstopfung und manchmal Übelkeit auf. Beides kann man schon vorbeugend lindern. Leider machen Schmerzmittel die krankheitsbedingte Müdigkeit oft noch größer. Doch der Patient hat hier die Wahl: Die (Rest-) Schmerzen aushalten, solange es noch geht oder die Beschwerden besser gelindert zu bekommen, aber dadurch mehr zu schlafen.

Zum Teil kann man auch die Ursachen der Schmerzen beseitigen. Hier hilft vor allem intensive Physiotherapie (Bewegungstraining, Lymph- drainage oder Krankengymnastik). Andere – technische – Möglichkeiten gegen Schmerzen können Bestrahlungen sein; selten helfen Operationen oder Chemotherapie. Elektrische Geräte, Schmerzkatheter oder -pumpen brauchen wir kaum noch.

Wir wissen, dass eine optimale Schmerzlinderung zu Hause noch leichter ist als im Krankenhaus. Denn die Patienten fühlen sich in vertrauter Umgebung wohler; Angehörige und Freunde sind häufiger da. Diese Faktoren können das Befinden verbessern. Und die Ärzte und das Pflegepersonal können daheim ebenfalls alles gegen die Schmerzen unternehmen, was möglich ist.

Je nachdem, wo man lebt, können solche morphinähnlichen Medikamente schwierig zu erhalten sein. Wenn wir aber nicht nachfragen, es nicht versuchen, wird es nicht anders werden. Wenn wir immer wieder nachfragen und drängen, das Richtige zu tun, können wir die Verhältnisse langsam ändern.

Durchbruchschmerzen

Durchbruchschmerzen entstehen durch Bewegungen oder Pflegemaßnahmen. Sie sind plötzlich und von kurzer Dauer und werden immer extra behandelt. Dazu sollte ein schnell wirksames Opioid („Morphium") gut zugänglich, aber gegen Missbrauch geschützt am Bett sein.

Spritzen in die Vene bringen schnell Linderung. Wenn ein Infusionsschlauch liegt, darf auch ein Angehöriger das Medikament spritzen. Spritzen in den Muskel werden heute nicht mehr empfohlen. Am einfachsten, schnellsten und sichersten wirken Medikamente durch die Mund- und Nasenschleimhaut. Damit lassen Schmerzen schon nach ein bis zwei Minuten nach. Sie sind wegen der schnellen und kurzen Wirkung besser als Morphin. Angehörige und Patienten können sie leicht anwenden. Alleine durch so eine Tablette oder Spray können die meisten unerwünschten Einweisungen am Lebensende vermieden werden. Früher musste der Apotheker auf extra Anordnung Spray herstellen. Jetzt gibt es auch ähnliche Medikamente industriell hergestellt. Der opioidhaltige „Schmerzlutscher" oder Mundtabletten wirken gut nach 10 bis 30 Minuten. Dabei geht das Medikament durch die Schleimhaut ins Blut; es wird nicht durch den Magen aufgenommen, deshalb sollte es wirklich gelutscht und nicht verschluckt werden. Dann wirkt es besser. Zäpfchen wirken zwar ebenfalls schnell, werden aber oft als unangenehm und umständlich empfunden. Eine gute Wirkung von Tropfen und Tabletten ist in der Regel nach einer halben bis einer Stunde zu erwarten. Sehr schnell, aber nicht ganz so einfach anzuwenden, ist Nasenspray.

Unsere Empfehlung: Wenn man weiß, dass es gleich wehtun wird, sollte man die Medikamente rechtzeitig und vorbeugend einnehmen. Wenn das Medikament nicht richtig wirkt, sprechen Sie umgehend mit dem Arzt. Er kann entscheiden, ob und wie die Dosis erhöht werden soll. Bitten Sie den Arzt, die Anweisungen gut lesbar zu notieren, damit niemand unsicher wird.

Ganz wichtig: sind die Medikamente gegen Durchbruchschmerzen oft nötig, muss die Dauermedikation überdacht werden.

Atemnot

Atemnot tritt auch bei Krebspatienten, aber vor allem bei internistischen Erkrankungen im Endstadium auf und ist der häufigste Grund für eine unerwünschte Krankenhauseinweisung am Lebensende.

Was passiert, wenn die Luft knapp wird? Wenn man immer schneller atmet, strengt man sich immer mehr an und die Luft wird nur noch hin und her geschoben. Der Körper kann den Sauerstoff nicht mehr aufnehmen. Deshalb muss die Atmung langsamer werden, um die Luftnot zu reduzieren. Das hilft immer.

Für den Notfall müssen schnell wirkende Medikamente in der richtigen Dosierung griffbereit liegen. Der sogenannte „Goldstandard" in der Behandlung mit Medikamenten ist seit über 100 Jahren Morphin in die Vene gespritzt. Am einfachsten, schnellsten und sichersten wirken wie auch gegen Durchbruchschmerz Nasenspray oder Mundtabletten. Wenn man nicht selber spritzen kann, hilft es richtig angewendet fast sofort. Damit lässt Atemnot schon nach Sekunden nach. So schnell kann kein Arzt ins Haus kommen. Angehörige und Patienten können es leicht anwenden. Alleine durch richtige Medikamente können die meisten unerwünschten Einweisungen am Lebensende vermieden werden.

Weil solche Tabletten und Nasenspray sofort Linderung verschaffen, werden Ängste abgebaut. Außerdem wird die eigene Unabhängigkeit gestärkt, da der Patient nicht auf Hilfe anderer Personen angewiesen ist. Oft wird empfohlen, Lorazepam Lutschtablette im Mund zergehen zu lassen. Leider muss dieses Medikament geschluckt werden und vom Darm aufgenommen werden. So kann es erst nach einer guten halben Stunde wirken.

Doch nicht immer sind Medikamente nötig. Eine gute Krankengymnastik mit Atemtherapie kann helfen, dass die Patienten lernen, wie das Atmen leichter fällt. Auch ist es immer gut, den Patienten zu beruhigen und einfach für ihn da zu sein. Frische Luft, ein Ventilator, Kühlung und die Anwesenheit vertrauter Personen sind hilfreich. Wichtig ist: der Patient muss wissen, dass ein Arzt erreichbar ist, der ihm helfen kann. Und noch wichtiger ist es, dass der Patient selbst oder seine Angehörigen die Möglichkeit zur sofortigen Selbsthilfe haben.

Ängste

Angst hat jeder irgendwann im Laufe des Sterbens. Es betrifft natürlich nicht nur den, der gehen muss. Im Gegenteil: Die Angehörigen sind oft viel mehr betroffen.

Unausgesprochenes oder Beziehungsprobleme können Unsicherheiten verstärken und Ängste auslösen. Hinzu kommt, dass niemand wirklich weiß, was kommen wird und auch nicht, wie der Weg für jeden von uns persönlich verlaufen wird, schwer oder leicht.

Manche Ängste können wir durch ein Gespräch nehmen. Die Angst vor Schmerzen oder Leiden ist unnötig. Denn jeder Arzt hat die Möglichkeit, dieses so weit zu lindern, dass sich die Patienten nicht mehr quälen müssen. Schon allein diese Gewissheit, sorgt bei den Patienten und deren Familien für Beruhigung.

Die Angst davor, alleine gelassen zu werden, bestimmt bei vielen Patienten das Denken. Doch auch darüber kann man reden und Sicherheit bieten. Um Angehörige zu entlasten, kann beispielsweise der Hospiz- dienst viele Hilfen leisten. Oft reicht es ja schon, einfach „nur" da zu sein.

Außerdem können Medikamente, so genannte Angstlöser, helfen. Diese haben allerdings die Nebenwirkung, dass sie mehr oder weniger müde machen. Das kann auch ein Vorteil sein, wenn man sie abends gibt, der Nachtschlaf wird besser.

Diese Medikamente müssen nicht regelmäßig, sondern können auch „nach Bedarf" eingenommen werden. Vorsicht ist geboten bei längerem Gebrauch, einige können abhängig machen. Angst vor Sucht muss man nicht haben, wenn die Tabletten nur in den letzten Lebensmonaten eingenommen werden.

Da die meisten Europäer christlich erzogen wurden, sollte man auch immer daran denken, ein Gespräch mit einem Seelsorger vorzuschlagen, selbst wenn der Kontakt zur Kirche in den Jahren vor der Erkrankung nicht sehr intensiv gewesen ist.

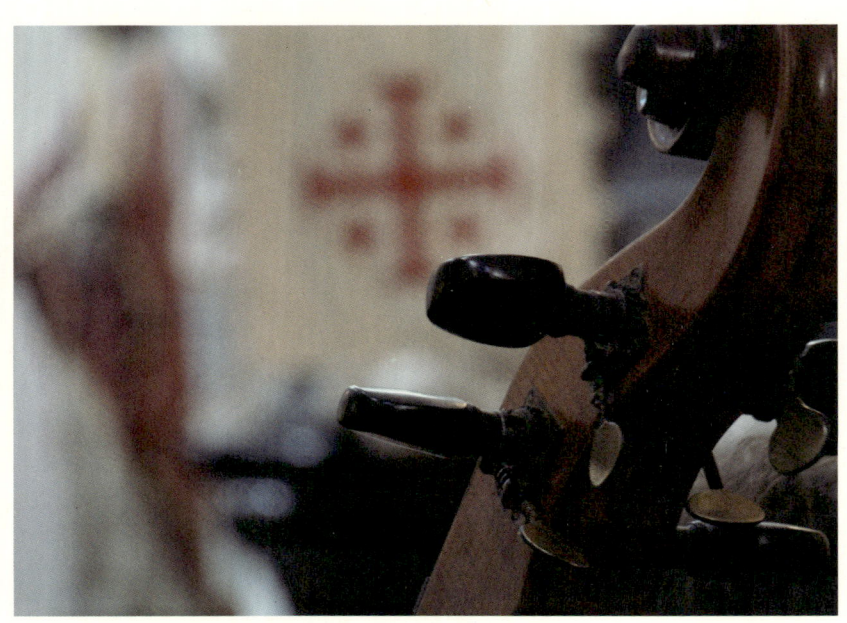

Unruhe

Unruhe spielt als Symptom meist erst dann eine Rolle, wenn die Patienten nicht mehr klar orientiert oder nur eingeschränkt ansprechbar sind.

Unruhe kann ganz unterschiedlich zum Ausdruck kommen: durch Herumnesteln, häufige Lageänderung im Bett, Stöhnen oder Hilferufe. Wichtig ist zu unterscheiden, was für den Patienten selber störend und was vielleicht eher für die Angehörigen belastend ist und von dem Patienten so nicht empfunden wird. Es kann sehr verschieden sein, was Angehörige und Patienten über die gleichen Symptome denken. Was von Patienten noch gut hingenommen wird, kann schon für die Angehörigen wirklich sehr belastend sein. Erfahrene Professionelle können dies oft leichter beurteilen und auch erklären als ein Angehöriger, der mit all seinen Gefühlen in der Betreuung steckt.

Wie Angst tritt Unruhe oft beim Sterben im „normalen" Verlauf auf. Zum einen kann das ständige Liegen unerträglich werden, zum anderen können Schmerzen zu körperlicher Unruhe führen. Hinzu kommt die Angst vor dem Unbekannten. Es kann sehr schwierig sein, die richtige Ursache herauszufinden. Was immer hilft, ist Zuwendung, sich Zeit zu nehmen und geduldig auszuharren, vielleicht die Hand zu halten und beruhigend zu erzählen.

Die „professionell" Betreuenden können versuchen, die Ursache heraus zu finden und zu beseitigen. Wenn das nicht hilft, kann mit Medikamenten in steigender Dosierung so lange behandelt werden, bis der Zustand für alle erträglich wird. Dadurch wird der Eintritt des Todes nicht beschleunigt. Im Gegenteil, es gibt viele Untersuchungen, die zeigen, dass man durch eine gute Symptomkontrolle nicht nur den verbleibenden Tagen mehr Lebensqualität gibt, sondern auch die Anzahl der Lebenstage vermehrt.

Manchmal ist Unruhe aber auch Zeichen geistiger Verwirrung. Das ist besonders schwer für die Angehörigen. Auch hier ist medikamentöse Hilfe möglich. Leider meist nur für den Preis, dass ein Gespräch mit dem Patienten immer schwieriger wird.

Hunger

Hunger kennen wir alle. Was wir damit meinen, ist aber eher der Appetit, den wir in unserer übersättigten Gesellschaft auf schmackhafte Speisen haben. Hunger bei Schwerkranken hingegen hat eine ganz andere Bedeutung. Er kann schwächen und zu schnellerem Tod führen. Er kann aber auch den Körper entlasten.

Obwohl wir meinen, dass man Hunger haben müsste, essen Schwerstkranke gegen Ende wenig oder auch gar nichts. Der Stoffwechsel stellt sich um und der Körper verbraucht weniger Nahrung. Nahrungsmangel setzt außerdem „Glückshormone" frei, so dass sich der Schwerstkranke etwas besser fühlt. Das kennen viele vom Fasten.

Viele kleine Häppchen, schön serviert, machen Appetit und Freude. Manchmal reichen schon ein paar Teelöffel von den Lebensmitteln, die der Patient gerne mag. Versuchen Sie nicht, mit Gewalt etwas hinunter zu bringen. Denn dann bereitet Essen keine Freude mehr. Außerdem kann der Körper dadurch sehr belastet werden.

Denken Sie daran, dass auch und gerade Schwerkranke eine Würde beim Essen und Trinken haben. Wenn man Erwachsene wie Kinder behandelt, z. B. von einem „Schlabberlatz" anstatt von einer Serviette spricht, kann das verletzen.

Zu manchen Zeiten nutzen dann etwas appetitanregende Medikamente, damit die Patienten leistungsfähiger bleiben. Wenn die Nahrung nicht mehr richtig verdaut wird, es dem Patienten sonst aber gesundheitlich noch recht gut geht, kann eine künstliche Ernährung durch die Vene mit einem Port sehr viel helfen. Bei Patienten mit Bauchspeicheldrüsenkrebs wird die Lebensqualität durch diese Ernährung lange und nachhaltig verbessert! Wird die Ernährung mehr in den Tag hinein verlegt, ist sie weniger belastend, man hat dann aber immer Schlauch und Beutel dabei. Sie sehen, Therapie ist ein Seiltanz zwischen zwei Klippen, den wir uns nicht wünschen. Sie muss stets ganz eng zwischen Patient und Arzt abgesprochen werden – am besten gemeinsam mit Vertrauten aus der Familie. Zum Schluss noch ein Wort: Am Lebensende spüren viele weder Hunger noch den Wunsch nach Nahrung. Der Patient „verhungert" deshalb auch nicht.

Durst

Ebenso wie das Hungergefühl versiegt am Lebensende auch das Durstgefühl. „Man kann einen Menschen doch nicht verdursten lassen", hören wir oft. Aber es ist ein sehr großer Unterschied, ob ich Flüssigkeit gebe oder Durst stille.

Flüssigkeit, die wir über eine Magensonde, in die Vene oder unter die Haut spritzen, kann den Körper belasten. Es kommt zu schwerer Atmung, Erbrechen nimmt zu und das Herz muss mehr arbeiten. Ein borkiger, ausgetrockneter Mund wird damit nicht wieder angenehm feucht.

Aber wenn wir dem Patienten kleinste Mengen Flüssigkeit geben – Wasser, Saft, Kaffee, Bier oder andere erfrischende Getränke – und vorsichtig den Mund damit auswischen, verschaffen wir schnell Linderung.

Aus den Lieblingsgetränken lassen sich Eiswürfel herstellen, die man zerstoßen und Patienten zum Lutschen anbieten kann. Das Eis kühlt herrlich lindernd den Mund. Übrigens: selbst gemachte Zitronenbutter wirkt in der Mundpflege besser als jede Infusion! Eine wunderbare Möglichkeit zur Mundpflege sind kleine Sprühflaschen, in die ein Lieblingsgetränk kommt. So kann man Wasser, Tee, Kaffee und gerne auch Saft , Wein oder Bier in den Mund sprühen. Der Patient verschluckt sich nicht und kann den Geschmack genießen.

Sie sehen, es braucht nicht viel Technik, keinen Arzt und auch keine High-Tech-Medizin, damit es Menschen am Lebensende besser geht. Nur manchmal einen guten Rat von Menschen, die viel Erfahrung in ihrer täglichen Arbeit sammeln und die dann erreichbar sind, wenn man sie dringend braucht.

Zum Schluss noch ein Wort: Am Lebensende spürt man weder Durst noch den Wunsch nach Flüssigkeit. Der Patient „verdurstet" deshalb auch nicht.

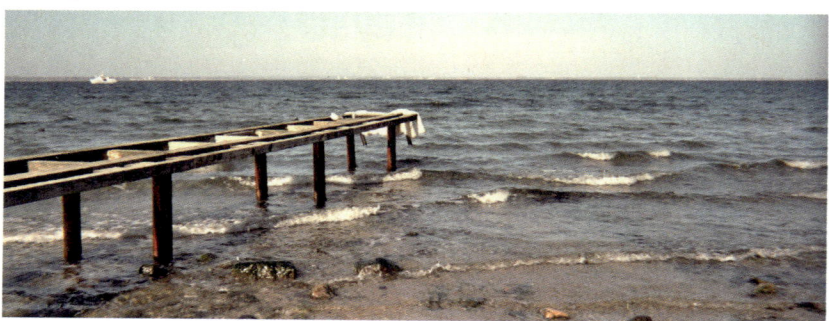

Mundpflege und Hilfe bei Durstgefühl

Wenn die Mundschleimhaut unrein oder der Mund ständig trocken ist, kann die Lebensqualität der Patienten deutlich sinken. Oft klagen sie über ein Durstgefühl, das allerdings nicht mit zusätzlichen Infusionen gestillt werden kann, denn die Mundtrockenheit hat verschiedene Ursachen.

Entweder vermindern bestimmte Medikamente die Speichelbildung oder die Mundschleimhaut hat sich aufgrund verschiedener Erkrankungen verändert. Möglicherweise atmet der Patient aber auch durch den Mund, so dass der Speichel verdunstet und die Schleimhäute schneller austrocknen. Die Folgen? Der Patient klagt über Schwierigkeiten beim Kauen, Schlucken und Sprechen, der Geschmack verändert sich und mitunter bilden sich auch schmerzhafte Borken an Zunge und Gaumen.

Ziel muss es sein, das Durstgefühl zu lindern und die Mundschleimhaut feucht, sauber und gesund zu halten. Hier helfen einfache, wirkungsvolle Maßnahmen, die den Speichelfluss anregen, wie beispielsweise das Lutschen von gefrorenen Ananasstückchen.

Ananas enthält spezielle Stoffe, die die Zunge reinigen. Oder bereiten Sie aus Apfelsaft, Cola, Bier oder Sekt Eiswürfel zu und geben Sie die gefrorenen Getränke zum Lutschen. Auch ätherische Öle wie z.B. bei einer Aromalampe mit Zitronenöl können Patienten helfen, denen ständig übel ist und die deshalb Schwierigkeiten mit der Mundpflege haben. Helfen kann auch Zitronenbutter, die schnell im Mund zergeht.

Um langfristig Linderung zu verschaffen, ist die regelmäßige Mundbefeuchtung also unerlässlich. Dabei geht es nicht unbedingt darum, dem Patienten zu trinken zu geben, viel effektiver ist das Spülen oder Auswischen des Mundes mit Tee oder Wasser. Bei vielen Patienten ist dies halbstündlich erforderlich, um quälendes Durstgefühl zu lindern. Entsprechend angeleitet, können Angehörige diese Aufgabe gut übernehmen.

Bei Schluckstörungen kann man kleinste Mengen mit einer Pipette verabreichen. Bei nahezu bewusstlosen Patienten ist eine behutsame Lippenpflege als erste Berührung ein guter Einstieg, um Sicherheit zu vermitteln. Die Bereitschaft, dass der Mund sich freiwillig und leicht öffnen lässt, ist viel höher.

Schwäche

Krebspatienten im fortgeschrittenen Stadium sind immer eingeschränkt leistungsfähig und brauchen deutlich mehr Schlaf. Ursachen der Schwäche können Blutarmut sein oder Medikamente, die müde machen. Hier sollte gemeinsam mit dem Arzt überlegt werden, ob man beispielsweise auf Medikamente gegen hohen Blutdruck verzichten kann.

Viele Patienten und Angehörige meinen auch, dass die fehlende Kraft am mangelnden Appetit liegt und wollen das Essen hinein zwingen. In der Regel schadet dies mehr als es nützt.

Grundsätzlich sollten die täglichen Verrichtungen in kleinere, gut zu bewältigende Etappen aufgeteilt werden. Stehen zum Beispiel anstrengende Erledigungen oder Familienfeste an, sollte der Patient vorher Kräfte tanken, in dem er mehr ruht. Auch während und nach der Veranstaltung sollten Ruhemöglichkeiten geschaffen werden.

Es gibt auch starke Wachmacher als Medikament, die auf Rezept verschrieben werden können. Sie können im Einzelfall helfen, anstrengende Situationen besser zu überstehen.

Blutarmut ist ein häufiger Grund für die Schwäche. Tritt sie langsam ein, gewöhnt man sich recht gut daran. Transfusionen können kurzfristig bei ausgeprägter Blutarmut helfen. Wenn man einmal mit Transfusionen beginnt, steht man irgendwann vor der Frage: wann höre ich auf. Niemals ist es sinnvoll bis zum Lebensende, schadet dann auch sehr. Aber die Entscheidung, etwas zu beenden, ist sehr schwer für alle zu treffen.

Was können Angehörige tun? Sehr viel! Zum Beispiel darauf aufpassen, dass die Patienten nicht überfordert werden. Helfen und unterstützen Sie unaufdringlich und sprechen Sie Sorgen, Ängste und Schwächen ganz klar an. Denn wenn wir miteinander reden, wird die Last für alle leichter.

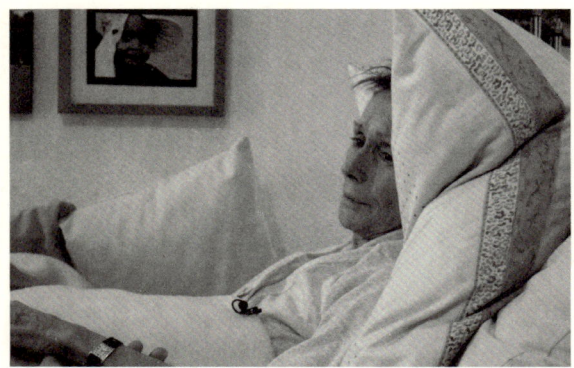

Müdigkeit

Das Schlafbedürfnis ist bei gesunden wie bei kranken Menschen sehr verschieden. Die meisten Gesunden kommen mit 7 bis 9 Stunden pro Tag aus. Manche brauchen kaum 3, andere täglich 12 Stunden und mehr Schlaf. Bei Palliativpatienten kann die notwendige Schlafdauer im Verlauf der Krankheit auf bis auf 20 Stunden (!) steigen. Dadurch wird die begrenzte Zeit mit den Angehörigen natürlich noch weniger. Viele Gesunde sind auch oft müde, weil sie nachts zu wenig und zu schlecht schlafen, sich zu viele Sorgen machen oder zu viel arbeiten. Natürlich können Kranke die gleichen Probleme wie Gesunde haben. Es kommen aber weitere Gründe für die Müdigkeit hinzu.

Häufig sind es Nebenwirkungen von Therapien, dazu Blutarmut, der Krebs selber oder Entzündungen im Körper, die schwächen und zu einem erhöhten Schlafbedürfnis führen. Wenn mögliche Ursachen bekannt sind und wir sie beseitigen können, sollten wir dies tun. Erst dann sollten wir wieder zu Medikamenten greifen, weil auch diese wiederum Nebenwirkungen haben können. Ganz wichtig ist es, dafür zu sorgen, dass der Nachtschlaf möglichst ungestört ist. Für Medikamente sollten Patienten niemals geweckt werden. Auch nächtliches Essen und Trinken belastet den Körper. Das wird oft vergessen, wenn die Nahrung künstlich über Magensonden oder Venenkatheter gegeben wird. Wenn nachts Schmerzen auftreten, muss man die Schmerzmittel, die erfahrungsgemäß für die Nacht oft viel zu niedrig dosiert werden, erhöhen. Da Schmerzmittel müde machen, fördern sie den gesunden Schlaf.

Juckreiz

Juckreiz hat viele Ursachen. Oft wird er durch Krebs oder die Krebsbehandlung ausgelöst. Manche Schmerzmittel, wie die so genannten morphiumähnlichen Opioide, können verantwortlich für den Juckreiz sein. Dann hilft der Wechsel zu einem Opioid, das seltener zu Juckreiz führt.

Auch Stoffwechsel- oder Hautveränderungen lassen die Haut jucken. Das kennt man zum Beispiel bei Leberentzündung oder Leberkrebs, bei Allergien oder Hautpilz. Kann die Ursache nicht ausreichend behandelt werden, helfen Medikamente, die man auch bei Kinderkrankheiten gibt und die das Jucken lindern. Leider machen diese als Nebenwirkung oft noch müder.

Jucken kann auch im Gehirn „entstehen", so dass weder Kratzen noch gute Hautpflege helfen. Selbst wenn es dauernd juckt, sollte man es vermeiden zu kratzen, da die Haut schnell Schaden nimmt und wund wird. Stattdessen sollte man die juckenden Stellen leicht drücken oder reiben.

Eine gute Hautpflege ist wichtig. Darunter verstehen wir aber nicht das häufige Waschen mit normaler Seife, sondern die Haut sauber, kühl und frisch zu halten und dabei gleichzeitig zu pflegen.

Deshalb zum Schluss noch ein Rezept für ein wohltuendes und angenehm duftendes Öl, das den Juckreiz lindert und gleichzeitig pflegt:

Rezept für ein juckreiz-linderndes Öl	
Melisse 100%	2 Tropfen
Rose	1 Tropfen
Lavendel	7 Tropfen
Teebaum	5 Tropfen
Römische Kamille	3 Tropfen
in 70 ml Johanniskrautöl und 30 ml Jojobaöl lösen.	

Lymphdrainage, Streicheleinheiten und ein bisschen mehr...

Das Lymphsystem ist eine Art Müllabfuhr im Körper. Es ist wichtig bei der Entschlackung, Entgiftung und Infektabwehr. Oft müssen die Lymphgefäße bei Operationen durchschnitten werden. Dann kommt es zu Stauungen. Auch Krebsgeschwülste können die Lymphe stauen.

Die manuelle Lymphdrainage ist eine neuere Behandlungsform. Dazu gibt es eine besondere Ausbildung. Geschwollene Körperteile werden entstaut. Der Therapeut transportiert durch leichte, kreisförmige Griffe die Flüssigkeit in die Bereiche, in denen der Lymphabfluss noch funktioniert. Bleibt das gestaute Eiweiß im Gewebe, kann es steinhart werden und so Gefäße und Nerven abdrücken, Schmerzen entstehen. Beine, Arme oder Rumpf werden schwer wie Blei. Bettlägerige Patienten können sich durch diese Lymphödeme leichter wund liegen.

Die manuelle Lymphdrainage ist die einzige Behandlung beim Lymphstau, es gibt keine Alternative. Bei ausgeprägten lymphatischen Erkrankungen (Stauungen) wird diese Therapie mit Kompressionsverbänden, Hautpflege und spezieller Bewegungstherapie kombiniert.

Der Patient empfindet die sanften, rhythmischen Bewegungen als angenehm entspannend, schmerzlindernd, wohltuend und beruhigend. Schmerzmittelgaben können verringert werden. Die eigene Abwehr wird angeregt, der Körper entwässert und entgiftet. Es ist nachgewiesen, dass Lymphgefäße 6 - 8 Stunden danach noch verstärkt Flüssigkeit abtransportieren.

Auch den Behandlern hilft diese Therapie oft. Durch die fließenden, rhythmisch beruhigenden Bewegungen entspannen sie sich mit und kommen in dieser angenehmen Behandlungsatmosphäre mit dem Patienten in ein intensives Gespräch, das allen hilft.

Yoga in der Palliativversorgung

Neben der Gabe von Medikamenten sind in einer umfassenden Palliativversorgung nichtmedikamentöse Verfahren bei Schmerz, krankhafter Müdigkeit und Muskelverkrampfungen erfolgreich.

Yoga ist eine Jahrtausende alte indische Philosophie und Übungstechnik. Sie spricht Menschen auf einer geistigen, körperlichen und emotionalen Ebene an. Zu einer Yogasitzung gehören Anfangsentspannung, Muskelentspannung, verschiedene Körperstellungen, Atemübungen und die Endentspannung, die Vorstellungen wie z.B. eine Traumreise einschließen kann.

Wissenschaftliche Untersuchungen an Nervenerkrankten zeigen die Wirksamkeit von Yoga in der Behandlung von Müdigkeit und gegen Sturzgefahr. In der Schmerztherapie ist schon länger bekannt, dass gerade Verfahren wie die Muskelentspannung und die Bildvorstellungen wirksam sind. Yoga wird noch vor allem von Gesunden genutzt. Dabei wird die körperliche Wirkung oft überbetont, wichtig sind auch die guten Auswirkungen auf das innere Empfinden.

Yoga, wie auch verwandte Techniken, können viel häufiger bei schwerster Krankheit eingesetzt werden. Viele Menschen neigen dazu, sich bei körperlichen Übungen eher zu überfordern. Dann ist Yoga besser, da es dabei entscheidend darauf ankommt, die Achtsamkeit für den eigenen Körper zu fördern. Der im Westen so typische Leistungsdruck wird genommen. Dies geschieht, indem zwischen den Übungen immer wieder etwas in den eigenen Körper hinein gespürt wird.

Yoga lässt sich neben den genannten Symptomen auch auf viele andere gesundheitliche Probleme anwenden. Übungen können beliebig an die Situation der Betroffenen angepasst werden. Yoga ist damit ein sehr an den jeweiligen besonderen Menschen angepasstes Verfahren, das zur Kräftigung der Muskulatur, guter Körperhaltung, gezielter Muskelentspannung, besserer Atmung, dem „zur Ruhe kommen" dient. Deshalb hilft es unter anderem auch Betroffenen dabei, ihren „Stress" mit schwerer Krankheit abzubauen.

Basale Stimulation

In der letzten Lebensphase kommt es häufig zu starker Müdigkeit bis hin zu Dauerschlaf oder – teils noch schlimmer – zu starker Verwirrung. Nahestehende können schwer in Kontakt mit dem Patienten kommen, alle sind in solchen Situationen mit großen Unsicherheiten und Ängsten belastet. Wertvolle Hilfen, um die Begegnung zu gestalten, gibt die Basale Stimulation. Sie wurde für behinderte Kinder entwickelt und stimuliert die Grundlagen menschlicher Wahrnehmung. Die sieben Wahrnehmungsebenen und ihre Fördermöglichkeiten werden kurz mit einigen Hilfen beschrieben, die auch für Laien durchführbar sind:

Wahrnehmungsförderung

Unser Körper mit der Haut, als unsere Grenze zur Umwelt, ist mit vielfältigen Empfindungseindrücken von unserer frühesten Entwicklungsphase an vertraut. Hier bieten sich vielfältige Möglichkeiten wie Teilmassagen (Hand, Fuß, Nacken, Bauch …), Streichungen, eine Geste der Berührung zur Begrüßung, passive Bewegungen u. v. m. an.

Das Tasten

Der Tastsinn hilft uns erinnern. Gegenstände, die in die Hand gegeben werden, wecken Erinnerungen. Das Fell des geliebten Haustieres kann noch mal zum Augen öffnen veranlassen, das Glas in der Hand den Mund zum Trinken öffnen, der Rosenkranz das Gebet verdeutlichen u.v.m.

Das Gleichgewicht

Unser Gleichgewichtsorgan steuert Wahrnehmungs- und Bewegungsabläufe. Es verkümmert in der Bewegungslosigkeit. Deshalb wird bei Bettlägerigen durch Erhöhen des Kopfteils, Aufrichten des Oberkörpers, Drehen im Bett auf die Seite, Sitzen an der Bettkante, eventuell ein bisschen schaukeln oder wippen, Kommunikation und Wachheit gefördert.

Das Schwingungsempfinden

Das Sprechen und das Gehen wecken Erinnerungen an Schwingungen aus der Zeit im Mutterleib vor unserer Geburt. Es sind tiefgehende, angenehme Gefühle, die man so ansprechen kann. Sprechen, singen und summen bei engem

Körperkontakt, sowie vibrierende Massagegeräte beispielsweise nur auf die Matratze gehalten erinnern uns an sorgenlose Zeiten, können beruhigend und entspannend wirken.

Das Schmecken

Kann durch geliebte, vertraute Speisen und Getränke erreicht werden. Letztere können zur Mundbefeuchtung und -pflege auf entsprechende Pflegestäbchen aufgetragen werden, womit die Mundhöhle ausgewischt wird. Auch gefroren als Eislutscher haben sie einen wunderbar erfrischenden Effekt.

Das Riechen

Gerüche wecken unsere Erinnerung und beeinflussen unsere Gefühle. Vertraute Gerüche wie das getragene Hemd eines geliebten Menschen, ein bedeutsames Parfüm oder Körperpflegemittel oder spezielle Duftölkompositionen bringen zum Ausdruck, was auf andere Art und Weise nicht mehr möglich erscheint. So sprechen vertraute Gerüche uns an.

Das Hören

Wir wissen nicht genau wie Gehörtes verarbeitet wird. Es gilt allerdings als gesichert, dass Menschen, die stark bewusstseinsbeeinträchtigt sind, mehr wahrnehmen als man meist glaubt. Deshalb ist unser freundliches, zugewandtes Sprechen mit klarem sinnvollem Inhalt, auch kombiniert mit Berührung, eine wichtige Kontaktmöglichkeit. Weitere Möglichkeiten sind Singen, Beten, Vorlesen und Musikangebote.

Für was man sich auch entscheidet, es sollte zu der Person, ihren Vorlieben, Gewohnheiten und Interessen passen. Ob es letztendlich die beabsichtigte Wirkung hat, lässt sich durch eine gute und selbstkritische Beobachtung von Gestik, Mimik, Muskelspannung, Veränderung der Atmung und vielem mehr herausfinden.

Einen interessierten, fürsorglichen und einfühlsamen Mitmenschen an der Seite – für viele ein letzter Wunsch – fördert das Wohlbefinden und somit die Lebensqualität. Die auf verschiedene Sinneskanäle gelenkte Aufmerksamkeit und das Spüren von Geborgenheit verringern sogar belastende Symptome. Den Nahestehenden hilft das Tun und damit verbundenes Greifen, die Situation zu begreifen und anzunehmen. Hier kann wichtige Trauerarbeit beginnen.

Rhythmische Einreibungen

Kein Wort, keine Musik durchbricht die Stille – die Aufmerksamkeit ist bei dem Patienten. Die Hände gleiten entspannt und sanft über die Haut, ein Hauch von Zitrone liegt in der Luft. Das Gefühl ist da: in guten Händen zu sein. Die Rhythmischen Einreibungen nach Wegman/Hauschka sind eine ergänzende Pflegemaßnahme, die in besonderer Weise den Patienten begleitet und sein Wohlbefinden fördert.

Gute, professionelle Berührung ist ein stilles Gespräch mit Haut und Händen. Die Rhythmischen Einreibungen mit ihren fließenden, leichten und umhüllenden Bewegungen geben der guten Berührung einen Namen. Die Streichungen verlaufen mit wechselndem Druck und Stärke entlang von Muskeln, in Form von Kreisen oder Strichen. Die Hände sind warm und weich, der Raum bietet eine warme und schützende Atmosphäre. So kann sich der Patient einlassen auf eine entspannende Behandlung. Mit guter Berührung fühlt sich der Mensch wertgeschätzt. Das schafft Vertrauen und steigert das Selbstwertgefühl. Gute Berührung bleibt nicht an der Oberfläche, sondern erreicht den Menschen in seinem Innersten. Viele Palliativpatienten haben oft kein entspanntes Verhältnis mehr zu ihrem Körper. Durch zahlreiche Operationen, zehrende Therapien und äußerlich sichtbare und unsichtbare Veränderungen hat sich das Körperbild stark verändert. Oft fühlen sich die Patienten fremd im eigenen Körper. Mit den Rhythmischen Einreibungen kann es gelingen, den Patienten wieder mit seinem Körper vertraut zu machen.

Solche Einreibungen kann man ganz verschieden einsetzen, z.B. sind atemunterstützende Rückeneinreibungen mit Citrusöl wunderbar lindernd bei Atembeschwerden. Beineinreibungen helfen bei Lymphödem. Solche mit Lavendelöl können den Schlaf fördern, und Fußeinreibungen werden als ableitende Behandlung bei Kopfschmerzen eingesetzt. Das sollen nur wenige Beispiele für die unterstützende Wirkung sein. Alle Teileinreibungen dienen der Regulierung des Körpergefühls bei Bettlägerigen und bei Patienten mit Gefühlsstörungen. Auch für Angehörige bieten die Rhythmischen Einreibungen eine gute Hilfe, den betroffenen Menschen Nähe und Geborgenheit zu geben und Gefühle auszudrücken. Ausgebildete Pflegekräfte können den Angehörigen Anleitungen und Tipps geben, was gute Berührung ausmacht und bewirken kann.

Die Rhythmischen Einreibungen sind eine Technik, die in aufeinander aufbauenden Kursen erlernt wird. Wesentlicher Bestandteil hierbei ist die Schulung der Hände, eines der wichtigsten Werkzeuge der Krankenpflege.

Wundliegen und Hautpflege

Wund sein ist eine mögliche Vorstufe des Druckgeschwürs (Dekubitus). In Hautfalten, in denen sich Feuchtigkeit ansammeln kann, kommt es zu Rötungen und Entzündungen, die Haut "weicht auf" und reißt dann leicht ein. Zudem bietet das feuchte Milieu idealen Nährboden für Pilzerkrankungen.

Um dies zu vermeiden, ist es wichtig, Hautzwischenräume sauber und trocken zu halten und möglichst sparsam zu cremen. Fragen Sie Ihren Hausarzt zur Behandlung der Pilzerkrankung nach Lösungen und Pasten. Salben sollten wegen der fehlenden Luftdurchlässigkeit nur hauchdünn aufgetragen werden.

Bei der Verwendung von Windelhosen sollte besonders auf Hautveränderungen geachtet werden. Die Kombination von dauernder Feuchtigkeit und fehlender Luftundurchlässigkeit ist auf Dauer sehr hautschädigend. Im Wechsel oder als Alternative empfiehlt sich ein Netzhöschen mit einer Vorlage. Das vermittelt die gewünschte Sicherheit, denn Einnässen und Einkoten ist sehr oft mit Scham und Angst verbunden.

Wenn der Patient bereits wunde Stellen hat, kann übergangsweise ein Schlauch zur Urinableitung gelegt werden, damit sich die Haut erholen kann. Alle Einmalartikel aus Plastik sind, wenn möglich, zu vermeiden. Waschbare Baumwollunterlagen sind sehr saugfähig, luftdurchlässig und eignen sich auch noch gut als Lagerungshilfe.

An Stellen, die über mehrere Stunden gedrückt werden, können sich dann schon Druckgeschwüre bilden. Das Druckgeschwür ist keine Erkrankung, sondern, ähnlich wie eine Verletzung, die Folge verschiedener Ursachen wie Unbeweglichkeit, Einnässen oder verringertem Unterhautfettgewebe.

Wichtig ist neben der guten Hautpflege vor allem die regelmäßige Druckentlastung. Besonders gefährdete Stellen sind: Steißbeingegend, Gesäß, Fersen, Fußinnen- und Außenknöchel, Ohrmuschel, Knieinnen- und -außenseite.

Lagerung und Druckentlastung

Es gibt nicht die allein richtige Lagerungsplanung, sondern es geht um die bestmögliche Entlastungslage in der jeweiligen Situation. Die Lagerung und Hautpflege soll dem Wohlbefinden dienen, und nicht als unangenehm empfunden
werden. Hautpflege kann auch als Seelenpflege dienen. Lassen Sie sich bei Unsicherheiten durch Pflegefachkräfte beraten und anleiten.

Als Hilfsmittel eignet sich hervorragend ein Stillkissen, das sich gut vom Kopf,
über den Rücken, am Gesäß entlang modellieren lässt und den Körper stützt
und stabilisiert. Besonders gefährdete Stellen sollten mit weichen Kissen gepolstert werden z.B. zwischen die Knie oder unter die Fersen.

Wenn Schmerzen ein Hinderungsgrund für eine regelmäßige Umlagerung und
Hautpflege sind, muss unbedingt eine angemessene Schmerzeinstellung vorge-
nommen werden.

Tipps zur Hautpflege

Gerade schwerstkranke, bettlägerige Patienten sind auf gute Hautpflege angewiesen. Sie sollte sich – wie alle anderen Pflegemaßnahmen auch – an den
Wünschen und Bedürfnissen des Patienten orientieren. Zur Hautpflege wunderbar geeignet sind hochwertige Öle: z.B. Oliven- oder Lavendelöl oder ein
durchblutungsförderndes Rosmarinöl.

Bei Bettlägerigkeit: Waschen und Eincremen als Massage und Anregung zur
Bewegung, jedes Umlagern zur Hautpflege nutzen. Die Bettwäsche sollte man
häufig wechseln – Falten und Fremdkörper vermeiden.

Bei Einnässen: Regelmäßige Reinigung mit klarem Wasser bei jedem Vorlagen-
wechsel, Haut gut trocken tupfen, sparsam cremen mit Wasser-in-Öl-Emulsi-
onen.

Bei empfindlicher Haut: Seifenreste gründlich entfernen, Hautpflege je nach
Hauttyp, Hautzwischenräume trocken halten, ggf. Mullstreifen einlegen.

Die richtige Lagerung

„Wie man sich bettet, so liegt man." Diese bekannte Redensart gilt vor allem, wenn wir uns nicht mehr gut bewegen können, weil wir schwächer werden oder unter Schmerzen leiden. Dann müssen andere uns dabei helfen, bequem und sicher zu liegen. Was bequem ist, entscheidet vor allem der Patient. Weiche Rollen, Schaumstoff, Gelmatten, Felle oder Kissen sind gute Hilfsmittel beim Lagern. Manches bezahlen auch die Krankenkassen. Auf Gummiringe, die mit Wasser oder Luft gefüllt sind, verzichtet man heutzutage.

Achtung: Oft haben die Pflegebetten ein Gitter, damit Patienten nicht herausfallen. Wenn hier der Arm, das Bein oder der Kopf stundenlang aufliegen, bilden sich Druckgeschwüre. Diese Stellen müssen also extra gepolstert werden. Achten Sie grundsätzlich darauf, dass die Gelenke nicht zu sehr gestreckt sind und immer gepolstert werden.

Wichtig zur Entlastung ist, dass die Patienten abwechselnd auf beide Seiten gedreht werden. Dann wird nicht nur die oben liegende Haut wieder gut durchblutet, auch die obere Lunge arbeitet so viel besser und es kommt nicht so leicht zu Schleimstau und Atemnot. In Seitenlage polstert man auch zwischen den Beinen ab. Ein Kissen im Kreuz verhindert, dass der Patient wieder auf den Rücken rollt.

Um wunde Stellen zu vermeiden, sollte die Position etwa alle zwei bis vier Stunden geändert werden. Wer sich selber nicht mehr bewegt, dem kann man durch eine Wechseldruckmatraze gut helfen. Sie ist bequem und schützt vor Wundliegen, ersetzt das Lagern aber nicht völlig.

Am liebsten schläft man natürlich im eigenen Bett. Bequemer kann man es aber in einem modernen Pflegebett haben. Es sieht wohnlich aus, bietet viele Möglichkeiten zur Verstellung, ist hoch genug, um das Aufstehen zu erleichtern und man kommt von beiden Seiten heran. Dadurch wird auch die Pflege verbessert und der Rücken der Helfer geschont! Deshalb sollte man frühzeitig daran denken, ein Pflegebett besorgen zu lassen.

Und zum Schluss, wenn am Lebensende dem Patienten alles zur Last fällt und er nur noch seine Ruhe möchte, sollte man nicht gegen dessen Willen lagern. Wenn dann einmal Druckgeschwüre auftreten sollten, ist dies normal. Wir machen es dann einfach so bequem wie möglich.

Düfte

Mit dem Einsatz von Duftölen, sogenannten ätherischen Ölen, können wir Symptome wie Unruhe, Übelkeit, Angst, Schlaflosigkeit, Schmerzen u.v.m. lindern und so das Wohlbefinden der Patienten fördern. Die ätherischen Öle werden eingeatmet oder gelangen über die Haut in den Blutkreislauf. Sie können entspannend, angst-, krampf- oder schleimlösend wirken.

Die Öle setzen wir zur Aromatisierung der Räume, für Waschungen, Wickel, Auflagen, Massagen oder Einreibungen ein. Diese Maßnahmen sind eine besondere Form von Zuwendung und richtiger Balsam für Leib und Seele, der für Schwerstkranke, Sterbende und deren Angehörige eine Wohltat sein kann. Denn wer freut sich nicht über eine Einreibung mit einem wohlriechenden Öl oder über einen liebevoll angelegten Bauchwickel – über Nähe und Zuwendung in dieser schweren Zeit? Gerade wenn manchmal die Worte fehlen oder die Kraft nicht reicht, kommt man über die Berührung miteinander in Kontakt, ins Gespräch. Diese tröstende Nähe und die gemeinsam verbrachte Zeit werden von Patienten und Angehörigen als heilsam empfunden. Es sind kleine Zeichen der Hoffnung und Wertschätzung, die dem Tag mehr Leben geben.

Manche Erkrankungen bringen auch Wunden mit sich, die einen unangenehmen Geruch haben. Die Patienten sind dann zusätzlich sehr mit Scham und Angst belastet. Zu der Tatsache, sich selber manchmal nicht mehr riechen zu können, kommt noch die Angst hinzu, gemieden zu werden. Hier kann man mit speziell palliativ-pflegerischen Maßnahmen z.B. in der Wundversorgung, aber auch mit dem Einsatz ätherischer Öle Leiden lindern.

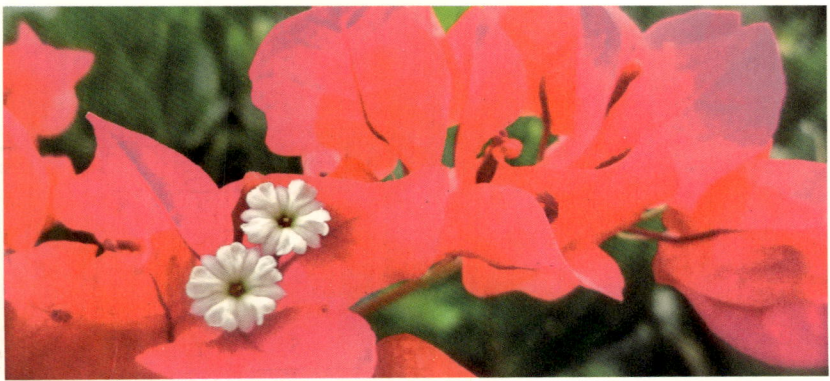

Unangenehme Wunden

Es gibt offene Wunden, da stößt jeder an seine Grenzen, denn die Wunden sind nicht nur mit Schmerzen für den Patienten, sondern auch mit unangenehmen Begleiterscheinungen für die Angehörigen und Betreuer verbunden. Offene Wunden können einen sehr intensiven, lästigen Geruch in der ganzen Wohnung verbreiten. Das ist peinlich für die Patienten und schwierig für die Angehörigen. Deshalb sind viel Erfahrung und Feingefühl gefragt. Es nutzt aber auch nicht, darum herum zu reden. Manchmal hilft es den Kranken auch, wenn man zugibt, wie belastend es für Besucher ist.

Fast immer gibt es Möglichkeiten, übel riechendes Sekret aufzufangen. Mit Aktivkohle und Chlorophyll, dem grünen Pflanzenfarbstoff, können Gerüche verhindert werden. Duftlampen mit der richtigen Essenz nehmen der Raumluft den Gestank. Auch das Lüften sollte man nicht vergessen. Niemand bekommt deswegen eine Erkältung oder Lungenentzündung, auch nicht in der kalten Winterzeit.

Als Laie sollte man nicht lange herum probieren. Denn es gibt erfahrene Palliative Care Fachkräfte, dazu so genannte Wundmanager, die gemeinsam mit Palliativmedizinern fast jedes Problem mit unterschiedlichen Möglichkeiten wie trockenen oder feuchten Verbänden, Zinksalbe, örtlichen Antibiotika, Haushaltsfolie oder Wundauflagen in den Griff bekommen können.

Mit der richtigen Erfahrung findet man gemeinsam eine Lösung, mit der der Patient leben kann – auch wenn die Wunden größer werden und Krankheit eine Heilung verhindert.

Verstopfung

Verstopfung haben viele Gesunde meist aus Bewegungsmangel und aufgrund falscher Ernährung. Bettlägerige sind noch viel häufiger davon betroffen. Denn oft lähmen Medikamente, die man unbedingt braucht, den Darm. Dann sollten vorbeugend immer Stuhl erweichende Mittel gegeben werden. Die Abführmittel muss ein Kassenpatient nicht selber zahlen, sondern sie werden über ein normales Rezept verschrieben. Diätratschläge sind sinnlos, da durch die Schwäche ohnehin nicht mehr richtig gegessen werden kann. Bewegung – Krankengymnastik oder einige Schritte im Zimmer – das alles unterstützt den Stuhlgang. Wird der Darm massiert, das heißt die Bauchdecke kreisend im Uhrzeigersinn vorsichtig eingedrückt, wird der Darm angeregt, seinen Inhalt in die richtige Richtung zu transportieren. Man muss nicht jeden Tag Stuhlgang haben. Besonders nicht, wenn sehr wenig gegessen wird, reicht es ein- bis zweimal pro Woche aus.

Nach einigen Tagen ohne Stuhlgang werden kleine oder große Einläufe gegeben oder stärkere Medikamente. Es kann in Verlauf der Krankheit ein so genannter Ileus (Darmverschluss oder eine Darmlähmung) auftreten, der meist operiert wird. Der Patient bekommt dann einen künstlichen Ausgang. Oft überlebt der Patient die Operation aber nur wenige Tage.

Wenn man nicht operiert werden möchte und daheim bleiben will, hilft eine Magensonde gegen Erbrechen oder noch besser eine so genannte Ableitungs-PEG-Sonde. Liegt diese Sonde, kann der Patient immer so viel trinken, wie er will, ohne dass er erbrechen muss.

Außerdem wird der Darm mit Medikamenten ganz ruhig gestellt, damit keine Krämpfe mehr auftreten und dafür gesorgt, dass sich nicht zu viel Flüssigkeit im Darm bildet. So kann man noch Wochen und Monate bis zum Lebensende zu Hause bleiben und dabei eine gute Lebensqualität haben.

Nervenkrankheiten und Palliative Care

Nervenkrankheiten, wie Schlaganfall, Hirntumor, Multiple Sklerose, Parkinson, Demenz sind häufige Todesursachen. Bisher bekommen fast nur Krebspatienten palliative Hilfe. Anders als bei Krebs sind die meisten fortgeschritten neurologisch Erkrankten schon früh in ihrer Beweglichkeit eingeschränkt und leiden häufig unter beeinträchtigtem Denken.

Im Denken Beeinträchtigte können nur teilweise noch klar ausdrücken, was sie wollen und brauchen, welche Beschwerden sie haben. Es braucht spezielles, palliatives Wissen und Erfahrung, um sie zu verstehen.

Bei der Symptombehandlung sollte beachtet werden, dass viele der Medikamente noch müder machen oder das Denken weiter verschlechtern. Schmerzen treten vor allem bei Belastung auf, aber auch Nervenschmerzen können furchtbar sein.

Oft kommt es am Lebensende zu Lungenrasseln. Dann kann man ein „Reisepflaster" hinters Ohr kleben und gleichzeitig nur so viel Flüssigkeit geben, wie der Patient möchte und keine Infusionen mehr. Übelkeit und Erbrechen können durch hohen Druck im Kopf verursacht sein. Das kann man eine Zeit lang gezielt mit Cortison bessern.

Richtig schwer ist es für die Angehörigen zu erleben, dass sie den Patienten nicht mehr gut verstehen, dass er sie vielleicht nicht mehr erkennt. Trotz dieser Einschränkungen ist häufig ein ausdrucksstarkes und ausgeprägtes Gefühlsleben vorhanden. Bei Bewusstseinsstörung kann ein Kontakt über Berührungen versucht werden. Entscheidend ist die Haltung zum Betroffenen, der trotz der Ausfälle ein richtiger Mensch ist, der auch Möglichkeiten haben kann, die es zu entdecken gilt! Das kann zu überraschend schönen Erlebnissen führen.

Angehörige sind oft rund um die Uhr in die Pflege eingebunden und haben kaum Zeit, ihre eigenen sozialen Kontakte aufrecht zu erhalten. Aufgrund der geistigen Veränderungen haben sie in vielen Fällen ihren Angehörigen als ihren (Gesprächs- und Lebens-) Partner verloren und müssen nun für ihn stellvertretend entscheiden. Sie geraten deshalb leicht in eine schwere Überforderung, Einsamkeit und Burnout. Daher bedürfen sie unserer besonderen Unterstützung durch erfahrene Helfer.

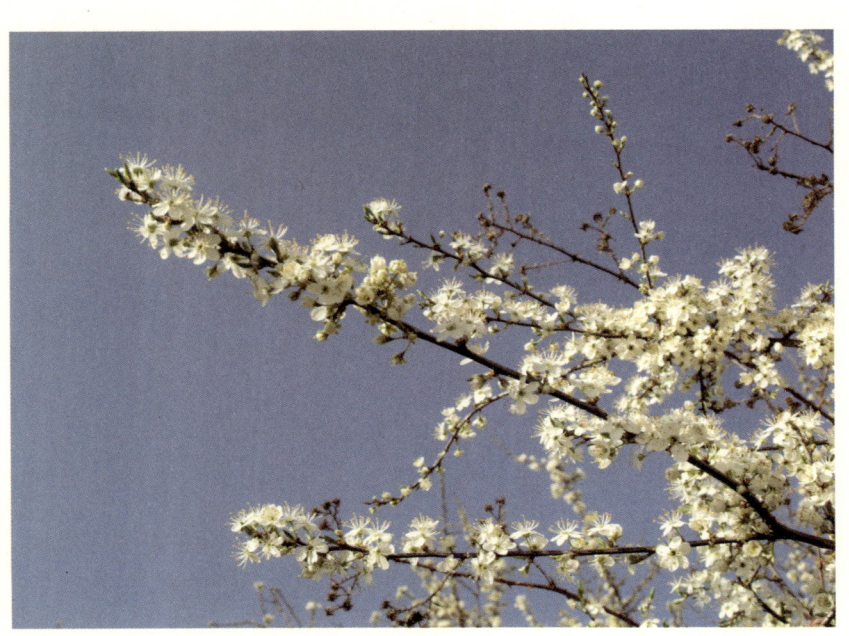

Palliative Operationen

Denken wir bei Krebs an Operationen, dann hoffen, glauben wir, dass der Tumor entfernt wird und wir danach wieder gesund sind. Das trifft zum Glück in den frühen Krankheitsstadien auch zu. Hier fällt der Entschluss zu einer OP-Einwilligung leicht.

Anders kann es aussehen, wenn eine Krankheit schon weiter fortgeschritten ist. Dann sind die Ziele, wie wir schon gehört haben, anders geworden. Die Behandlung wird vielleicht nicht mehr heilen können. Es kann eine Operation aber auch lindern, sie kann helfen, Beschwerden vorzubeugen oder diese zu verhindern.

Das muss mit viel Erfahrung, menschlichem Einfühlungsvermögen in eingehenden Gesprächen erklärt werden. Möglichst sollte auch ein Angehöriger oder guter Freund dabei sein, um die wichtigen Dinge besser erinnern oder auch einmal nachhaken zu können, wenn sich beim Patienten die Daten, Fakten und Gefühle beginnen im Kopf zu drehen. Hier können nicht Einzelheiten der verschiedenen Möglichkeiten besprochen werden. Nur so viel: Wenn ein Tumor groß ist, kann es sinnvoll sein, ihn zu verkleinern, auch wenn er nicht ganz entfernt werden kann. Manchmal kann dadurch Beschwerden vorgebeugt oder diese können ganz verhindert werden. Bei einem drohenden Darmverschluss kann eine Umleitungsoperation diesen verhindern oder aufheben, auch wenn der Tumor nicht verändert wird.

Wenn ein Tumor nach außen durchbricht, kann durch eine operative Verkleinerung manchmal ein weiterer Zerfall mit sehr unangenehmem Geruch verbessert werden. Noch viele andere Möglichkeiten kann es für eine sinnvolle Operation geben. Aber, wir müssen uns dabei gut vor Augen halten, welchen Preis die Operation kostet! Nicht in Euro, sondern in Lebensqualität und -zeit. Bleibt der Patient lange im Krankenhaus? Muss er noch in eine RehaKlinik? Sind Komplikationen häufig? Stirbt man durch die Operation vielleicht früher? Gibt es lange Einschränkungen nach einer Operation? Das sind Fragen, die vorher bedacht werden sollten. Man muss nicht unbedingt selbst entscheiden. Mancher möchte nicht zu sehr aufgeklärt werden. Dann muss der Patient sich einen Menschen suchen, dem er vertraut und der für ihn entscheidet. Das kann auch der Hausarzt, der Onkologe oder der Operateur sein.

Palliative Bestrahlungen

Viele Patienten haben unnötig Angst vor Bestrahlungen. Eine palliative Bestrahlung soll die Lebensqualität des Patienten durch Linderung der Beschwerden bessern, die durch Tumore entstehen. Man setzt sie auch ein, um einer bedrohlichen Situation durch Tumorwachstum vorzubeugen.

Die Art der Strahlentherapie, wie und wann sie eingesetzt werden kann, hängt von vielen Bedingungen ab. Eine enge Zusammenarbeit der betreuenden Ärzte aller Fachrichtungen ist erforderlich. Die Strahlentherapie ist als örtliches Behandlungsverfahren sehr wichtig. Den meisten Patienten kann in palliativer Situation durch eine Strahlentherapie bei belastenden Beschwerden geholfen werden.

Wenn sie richtig eingesetzt wird, ist sie wirksam, sicher und und dank neuer Techniken inzwischen auch nebenwirkungsarm. Belastende Nebenwirkungen sind vermeidbar. Nebenwirkungen dürfen die Lebensqualität der Patienten nicht beeinträchtigen. Die Art der Bestrahlung wird nach der Zielsetzung festgelegt, d. h. das Ziel bestimmt den Weg.

So hat die palliative Bestrahlung einen festen Stellenwert in der Behandlung von krebsbedingten Schmerzen, Luftnot, Schluckbeschwerden, Nervenbeschwerden, Blutungen oder Geschwüren.

Die häufigsten Gründe für eine palliative Bestrahlung sind die Behandlung von Knochenmetastasen, die Schmerzen verursachen oder wenn ein Knochenbruch droht, von Hirnmetastasen ebenso wie Weichteilmetastasen, die Beschwerden verursachen. Mit der palliativen Strahlentherapie ist eine schnelle Linderung von Beschwerden zu erreichen. Sie ist richtig angewandt gut verträglich und sollte den besonderen Bedürfnissen des Patienten angepasst sein. Es ist hier wie bei allen anderen Maßnahmen in der Palliativversorgung, mit Einfühlungsvermögen, viel Wissen und Erfahrung sollten Arzt und Patient gemeinsam überlegen, welcher Weg der jetzt Beste ist.

Palliative Chemotherapie

Hier ist in der Behandlung von schwerkranken, besonders alten Patienten besonders viel Erfahrung und Einfühlungsvermögen gefragt. Die Datenlage ist manchmal dünn und der Nutzen für den Einzelnen ist schwer abzuschätzen. Die Begleiterkrankungen wie Herz-, Leber-, Nierenschwäche, Zuckerkrankheit, allgemeine Hinfälligkeit müssen berücksichtigt werden. Das höhere Alter allein ist kein Grund, eine Chemotherapie nicht durchzuführen!

Allgemein ist die Chemotherapie eine Methode durch besondere Medikamente die Krebszellen so zu schädigen, dass sie nicht weiter wachsen oder absterben. Sie hat entweder die Heilung oder die Verkleinerung des Tumors zum Ziel, damit dieser leichter durch Operation oder Bestrahlung behandelt werden kann.

Wenn man nicht mehr heilen kann, kann man versuchen, durch Chemotherapie Beschwerden zu verbessern, die durch die Tumorgröße entstehen. Dabei müssen die Ärzte natürlich besonders darauf achten, dass keine oder nur geringe Nebenwirkungen auftreten. Es kann für die Dauer der Behandlung und oft auch deutlich darüber hinaus schwere Übelkeit mit Erbrechen, Durchfälle, schwere Ausschläge, Schwäche, Bettlägerigkeit und mehr auftreten. Dann muss man bedenken, dass diese Zeit für den Patienten verloren sein kann.

Bleibt nur begrenzt Zeit, weil der Krebs so weit fortgeschritten ist, dass er wahrscheinlich zum Tode führen wird, versuchen die Ärzte in der Palliativtherapie mit möglichst geringen Nebenwirkungen eine Verbesserung der Lebensqualität zu erzielen. Dazu kann eine Chemotherapie beitragen.

Die Entscheidung, ob eine Chemotherapie gemacht werden soll, wie stark diese sein darf und muss, sollen Patienten selber treffen, aber ein Laie ist damit schnell überfordert. Deshalb sollte man für sich klar überlegen, was will ich als Ziel und wie viel bin ich persönlich bereit dafür zu investieren – nicht an Geld, sondern an relativ gesunden Lebenstagen, an Energie, auch an Leiden, die ich vielleicht auf mich nehmen muss. Eine Chemotherapie ist häufiger sinnvoll, wenn der Patient noch selber dorthin fahren oder laufen kann.

Therapiezieländerung

Das schwierigste Thema. Therapie hat in der Medizin Heilung als Ziel, das glaubt man zumindest. Bei Schwerstkranken am Lebensende sieht man aber, dass Heilung nicht mehr möglich ist. Dann muss man die Therapieziele gemeinsam überdenken und erreichbare Ziele neu definieren. Wir beschränken die Behandlung nicht! Im Gegenteil, wir versuchen alles, damit das Leben so gut wie möglich gelebt werden kann! Wenn Medizin nicht mehr heilen kann, so kann man doch die meisten Beschwerden lindern. Dies bedeutet immer, dass erst einmal das Therapieziel neu definiert wird. Anstelle der Ziele „Heilung" und „Gesundheit" treten jetzt „Besserung", „Lebensqualität", „Wohlbefinden".

Das können wir erreichen, indem wir mit viel Erfahrung die Behandlungen weglassen, die mehr belasten als nutzen. Dann machen wir alles, damit die Situation, so gut es geht, gebessert wird. Oft ist dies eine Gratwanderung bei der man Patienten und Angehörige eng begleiten muss. Genau wie im Gebirge hängt man dann bildhaft gesprochen gemeinsam am Seil.

Führen und Leiten um Sicherheit und Geborgenheit zu vermitteln. Gemeinsamkeit ist wichtig. Wir brauchen die Rückmeldung der Familie, z. B. ob es Probleme oder offene Fragen gibt und ob die Behandlung dem Willen des Patienten folgt. Jede Therapie darf nur mit ausdrücklicher Einwilligung des Patienten oder seines Betreuers durchgeführt werden. Das heißt in der Praxis: Wenn ich als Arzt gegen den Patientenwillen behandle, eine Spritze oder Infusion gebe, Antibiotika ansetze, auch beatme oder künstlich ernähre, dann ist dies Körperverletzung, die strafrechtlich verfolgt werden kann.

Wenn ich dem Willen des Patienten folge, so schonend und so gut wie möglich behandle, helfe, Schmerzen zu lindern, auch Atemnot und Angst, soweit er dies will, dann ist dies die richtige Therapie. Manchmal kann es sein, dass unter einer solchen Therapie Patienten viel müder sind und fast die ganze Zeit schlafen. Auch das ist richtig, wenn es dem Wunsch des Patienten entspricht. Was Palliativmedizin nicht will, ist die aktive Sterbehilfe auf Wunsch des Patienten oder seiner Angehörigen. Aber wir begleiten alle gemeinsam auf dem oft schweren Weg bis zum Tod und auch darüber hinaus. Dabei lindern wir die Beschwerden, soweit dies vom Patienten gewünscht wird, immer und überall!

Umgang mit Trauer

Die Diagnose einer lebensbedrohenden Erkrankung ist für den Betroffenen und seine Angehörigen immer eine schockierende, Trauer auslösende Nachricht. Das Lebensgefüge des Erkrankten und der ihm nahestehenden Menschen gerät aus dem Gleichgewicht. Zwischen Erkrankung und Palliativbetreuung des Betroffenen liegt eine Zeit des Hoffens und Bangens, therapeutischer Erfolge und Rückschläge im Kampf gegen die Krankheit.

Wie der Erkrankte und seine Angehörigen mit diesen Herausforderungen umgehen, hängt von der jeweiligen Lebenssituation ab, den Beziehungen untereinander, der eigenen Lebensgeschichte und Persönlichkeit. Große Verantwortung für Trauer auslösende Erfahrungen tragen auch Ärzte, Pflegepersonal, Therapeuten, Krankenkassen usw., die in die Versorgung des Erkrankten eingebunden sind. Eine Trauer, die oft in ihren psychosomatischen Auswirkungen nicht wahrgenommen wird, ist die Trauer vor allem auch pflegender Angehöriger über Einschränkungen, Belastungen und Verluste meist in allen Lebensbereichen.

Eine der speziellen Aufgaben palliativer Betreuung ist es, nach dem seelischen Befinden des Schwerstkranken und seiner Angehörigen zu fragen, sie in ihrer Trauer wahrzunehmen und zu begleiten.

Trauer braucht Raum, Würdigung und Ausdruck (Tränen, Ängste, Wut, Schuldgefühle) – alles darf sein. Jeder trauert auf seine Weise. Der Umgang mit Trauer bedeutet auch, sie mit auszuhalten. Dies geschieht vor allem durch Zuhören, Mitgehen und behutsames Nachfragen. Wenn der Betroffene sich ernst genommen fühlt, wenn er sich, so wie er ist angenommen weiß und da abgeholt wird, wo er gerade steht, kann er seine Trauer zulassen und äußern. Dazu sind Gesprächsangebote auch unter vier Augen und ohne Zeitdruck notwendig.

Begleitende Hilfe durch unsere Vernetzung mit dem ambulanten Hospizdienst oder dem Kontakt zu einem Seelsorger können wir jederzeit anbieten, wenn es gewünscht wird.

Nach dem Tod findet auf Wunsch der Angehörigen ein abschließendes Gespräch statt, in dem der Trauer noch einmal Raum gegeben wird.

Vorsorgevollmacht

Mit einer Vollmacht wird die Erlaubnis erteilt, dass ein Anderer für mich entscheiden darf. Das kann in unterschiedliche Situationen und für verschiedene Aufgaben festgelegt werden. Eine Vorsorgevollmacht kann jeder geschäftsfähige, volljährige Mensch im Voraus an jemand Anderen erteilen. Eine Vorsorgevollmacht kann erst für die Zeit der gelten, in der man nicht für sich selber sprechen kann. Sie kann auch als sogenannte Generalvollmacht ausgestellt werden, die dann sofort gilt.

Genauso kann der Umfang einer Vollmacht persönlich sehr verschieden gestaltet werden. Ein Bevollmächtigter kann ohne Einschränkungen handeln, wenn es die Vollmacht vorsieht. Bei der Sorge für die Gesundheit muss eine Vollmacht ganz genau darstellen, was der Bevollmächtigte darf. Damit soll vermieden werden, dass doch ein gesetzlicher Betreuer vom Gericht eingesetzt werden muss.

Dazu eignet sich besonders der folgende Text:

„Die bevollmächtigte Person darf insbesondere in sämtliche Maßnahmen zur Untersuchung des Gesundheitszustandes und in Heilbehandlungen oder ärztliche Eingriffe einwilligen, nicht einwilligen oder die Einwilligung widerrufen auch wenn dies mit Lebensgefahr verbunden sein könnten oder ich einen schweren oder länger dauernden gesundheitlichen Schaden erleiden könnte (§ 1904 Abs. 1, 2 BGB)."

Die Vorsorgevollmacht muss für Gesundheitsfragen nicht notariell oder anders beglaubigt oder beurkundet sein. Sie muss auch nicht regelmäßig erneuert oder neu unterschrieben werden. Trotzdem sollte man alle ein oder zwei Jahre mit Datum neu unterschreiben, damit es keinen Streit darüber gibt, ob der Wille so wirklich noch besteht.

Durch den Staat muss erst dann ein rechtlicher Betreuer bestellt werden, wenn keine Vollmacht vorliegt oder sie nicht ausreicht.

Betreuungsverfügung

In einer Betreuungsverfügung kann jeder Volljährige jemanden benennen, der nach Prüfung durch das Betreuungsgericht zum Betreuer bestellt werden soll, wenn es nötig wird.

Sowohl Bevollmächtigter als auch Betreuer müssen sich nach dem Willen des

Patienten richten. Gut ist es, wenn der Patient seinen Willen in einer Patientenverfügung festgelegt hat.

Patientenverfügung

Seit dem 01.09.2009 kann ein einwilligungsfähiger Volljähriger schriftlich seinen Willen im Voraus festlegen. Diese Festlegung gilt unabhängig von einer Erkrankung des Patienten für alle Gelegenheiten, in denen der Patient seinen Willen nicht selber äußern kann.

Damit die Patientenwünsche besser beweisbar und nachvollziehbar sind, ist es gut, die für Patientenverfügungen erforderliche „Schriftform" (also einen geschriebenen Text, gedruckt, handschriftlich) auch einzuhalten. Außer der Schriftform sieht das Gesetz keine weiteren Vorschriften vor. Es empfiehlt sich dabei eine gute Beratung durch Jemanden, der sich auf diesem Gebiet auch gut auskennt und dazu die Bestätigung, dass der Patient zum Zeitpunkt der Unterschrift einwilligungsfähig ist.

Patientenverfügungen sind „unabhängig von Art und Stadium einer Erkrankung" für alle Situationen möglich, in denen sich der Patient selbst nicht mehr zu seiner Versorgung äußern kann. Es muss also weder eine Krankheit vorliegen, die unumkehrbar ist, noch eine dauerhaft Bewusstlosigkeit.

In vielen Mustern von Patientenverfügungen werden Situationen für die Anwendung angegeben: 1) unmittelbarer Sterbeprozess, 2) Endstadium einer unheilbaren, tödlich verlaufenden Krankheit, selbst wenn der Todeszeitpunkt noch nicht absehbar ist, 3) schwere, dauerhafte Gehirnschädigung, 4) Unfähigkeit zur ausreichenden, natürlichen Nahrungs- und Flüssigkeitsaufnahme, 5) Entscheidungsunfähigkeit z.B. nach einem Unfall.

Eine Patientenverfügung kann eigene Regeln enthalten, die sich auf die besondere Krankheit des Patienten beziehen. Z. B. kann man bei Krebs oder auch anderen Krankheiten genau beschreiben, was man wie lange behandelt bekommen möchte. Meist findet man allgemeine Aussagen zu lebenserhaltenden Maßnahmen. Das führt dann zu unbestimmten Formulierungen, die von den Ärzten als Richtschnur genutzt werden können. Sie können damit einen möglichen Patientenwunsch nicht genau erkennen.

Oft werden Wünsche in einer Patientenverfügung genannt zur Schmerztherapie und Behandlung belastender Symptome. Dazu können persönliche Wünsche bestimmt werden, wie viel beruhigende Medikamente man im Notfall bekommen möchte; das kann gehen von vollkommener Wachheit, mit gebesserten, aber noch fühlbaren Schmerzen bis hin zur vollkommenen Schmerzfreiheit, auch mit Bewusstseinsausschaltung durch eine sogenannte „palliative Sedierung".

Typisch ist es auch für Patientenverfügungen, dass dort Aussagen gemacht werden zu künstlicher Ernährung und Flüssigkeitszufuhr, Wiederbelebung, künstlicher Beatmung, Antibiotikagabe. Seltener finden sich genauere Hinweise zur Organspende.

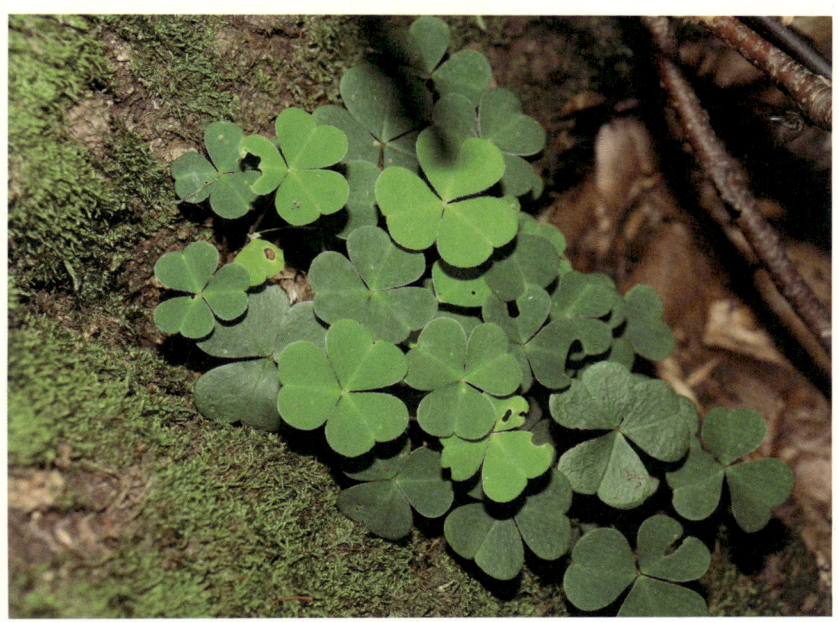

Der Schmerz des Abschieds

Das Telefon klingelt. Ein Blick auf die Uhr. Es ist 1.45 Uhr. Licht an. Nach dem zweiten Klingeln melde ich mich mit meinem Namen. „Storch Bestattungen, Schneider." Hellwach, als hätte ich diesen Anruf erwartet. „Hier ist Frau M. Mein Mann ist zu Hause gestorben. Der Arzt hat gesagt, ich müsse jetzt ein Bestattungsinstitut anrufen." Papier und Kugelschreiber liegen vor mir. Einige Fragen werde ich jetzt stellen müssen, die erste Kontaktaufnahme ist für mich immer der wichtigste Schritt um Vertrauen aufzubauen.

„Es gibt zwei Möglichkeiten, Frau M. Wir können jetzt gleich kommen, sagen wir in der nächsten Stunde und ihren Mann zu uns überführen. Sie können Ihren Mann aber auch noch bei sich behalten, und wir überführen ihn dann am Morgen." Frau M ist verunsichert. „Das geht? Ich darf ihn noch bei mir behalten bis zum Morgen?" „Selbstverständlich", antworte ich und frage kurz nach den örtlichen Gegebenheiten. „Schalten sie nur bitte die Heizung aus und decken sie ihren Mann nur mit einer dünnen Decke zu. Und wenn sie doch in den nächsten Stunden das Gefühl haben, dass wir kommen sollen, dann rufen sie uns an." So verbleiben wir.

Frau M. behält ihren Mann bis zum nächsten Morgen bei sich, und ich habe einen Gesprächstermin mit ihr für den späten Vormittag um alles Weitere, sprich den Ablauf der Bestattung zu regeln und die Möglichkeit zu haben, eine Annonce in der Fuldaer Zeitung zu schalten, denn dort ist bis um 12 Uhr Annahmeschluss für den nächsten Tag.

Als ich dann bei ihr bin, umarmt sie mich und bedankt sich bei mir. Es hätte so gut getan, dass sie ihren Mann nicht sofort hergeben musste, sie hat ihn immer wieder berührt, spürte wie langsam die Wärme seinen Körper verließ. Sie hat überhaupt nicht gewusst, dass das möglich sei.

Eine bessere Voraussetzung für ein Gespräch kann es für einen Bestatter/ eine Bestatterin kaum geben. Wir sitzen uns gegenüber, besprechen den Ablauf der Bestattung, gestalten gemeinsam die Familienanzeige und Sterbebilder, klären Renten- und Versicherungsfragen und noch vieles mehr.

Und immer wieder ist da auch Raum für Gefühle. Sie erzählt mir von der kurzen Krankheit, der Angst und auch der Hoffnung, die sie noch Stunden vor seinem Tod hatte. Sie erzählt mir auch von ihrem Schmerz, der nicht den geringsten Raum des Körpers und des Gefühls ausspart. Der so unendlich weh tut, dass man sich wie eine Hülle vorkommt. Und irgendwie im

Moment nicht erkennen kann, dass sich dieser Zustand noch einmal ändert. Und in diesen Stunden und Tagen muss man Entscheidungen treffen, Dinge regeln, Angehörige informieren und noch vieles mehr. Unglaublich, dass ein Mensch dies in dieser Ausnahmesituation kann. Oft wird das vergessen. Und so sehe ich auch meine Aufgabe als Bestatter. In dieser Zeit Berater zu sein und immer wieder darauf einzugehen, wo die Wünsche der Angehörigen sind, auch wenn sie es manchmal nicht sofort zum Ausdruck bringen können.

Es gibt natürlich auch andere Ausdrucksformen des Schmerzes und der Traurigkeit bei Todesfällen. Manchmal ist es die Wut, „warum hat mich dieser Mensch jetzt allein gelassen, warum tut er mir das an?". Manchmal ist der Bestatter/die Bestatterin dann das Ventil für all das Ungesagte, Versäumte, für die Wut und die Hilflosigkeit. Eine andere Art von Schmerz und eine andere Art mit ihm umzugehen. Solche Situationen sind immer schwierig. Manchmal ist es dann auch notwendig, das Gespräch zu einem anderen Zeitpunkt fortzuführen. Jeder Mensch hat seine eigene Art zu trauern.

Auch wenn man die Phasen der Trauer kennt, ist es doch immer wieder anders. Da ist die Mutter, die um ihren einzigen Sohn trauert, ein Schmerz, der ihr das Herz zerreißt und wenn sie am offenen Sarg ihres Sohnes steht, ihn berührt, ihn in die Arme nimmt, etwas hochhebt, dann kann man kaum glauben, dass dieser Mensch wirklich tot ist.

Da sind die drei Töchter, die ihre Mutter selbst anziehen möchten, die sie waschen und frisieren, immer wieder schauen, ihr noch etwas Rouge auf die Wangen geben, weil der Mutter dies immer so gut gefiel, die mit diesem Dienst ihrem Schmerz Raum geben und dadurch eine ganz besondere Nähe und Liebe spüren.

Da sind die Eltern, die sich so sehr auf ihr Baby gefreut haben und es nun wieder hergeben müssen. Die in den Tagen bis zur Beisetzung jeden Tag kommen, ihr Baby sehen, ihm Dinge, Spielsachen mitgeben, sich liebevoll in den Arm nehmen und damit ihren Schmerz begreifen.

Da sind die Enkelkinder, die für ihren toten Großvater ein Bild malen, das ich in den Sarg lege, und manchmal ist es auch eine Kastanie, ein Stein oder eine besonders schöne Muschel von einem gemeinsamen Urlaub.

Trauer – ein Schmerz, der unendlich weh tut. Und alle, die ihn erlebt haben, wissen, welches Gefühl er vermittelt. Aber, und das ist auch meine eigene Erfahrung, einmal erlebt, weiß man um diesen Schmerz, man erkennt ihn wieder und man weiss, dieser Schmerz, der von mir Besitz ergreift, der kaum noch Raum für andere Dinge lässt, er wird vergehen. Nicht heute, nicht morgen. Er hat seinen eigenen Weg. Und dieser Weg heißt Hoffnung, Geduld und Zuversicht.

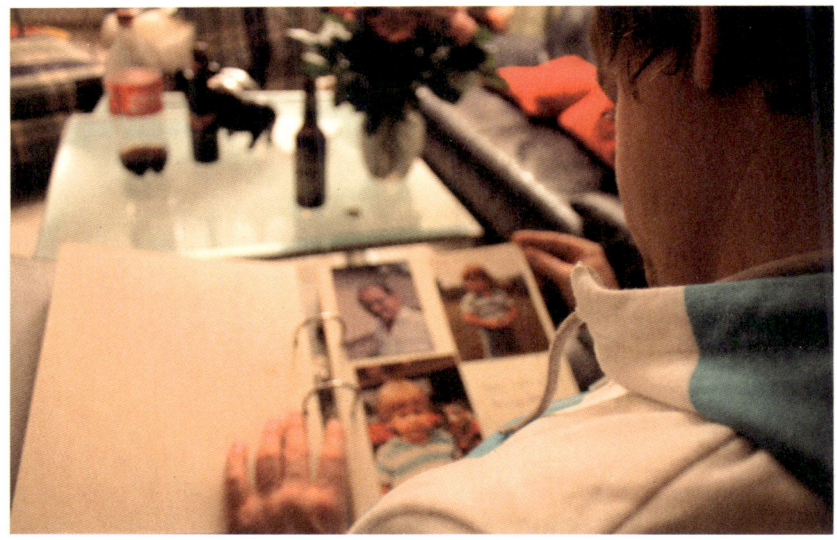

Seelsorge

Seelsorge hat aus christlicher Sicht eine sehr hohe Bedeutung und kann sich widerspiegeln in den Riten vom Heiligen Abendmahl, der Spende der Kommunion, Krankensalbung, Beichte, im gemeinsamen Gebet, in Andachten und vielem mehr.

Gerade in Gegenden mit einer festen Verwurzelung eines großen Teiles der Bevölkerung in katholischer Tradition meint man, dass hier stets vorgesorgt würde und die Geistlichen in die Begleitung der Kranken einbezogen würden. Dies ist erstaunlicherweise nicht so. Aus falschen Ängsten oder Bedenken heraus wird an diesen Weg der Hilfe oft nicht gedacht.

Beim Thema Krankensalbung denkt man an den nahen Tod. Vielleicht, da man sie früher mit der Letzten Ölung für Sterbende gleich setzte. Sie soll eine Stärkung und Wegzehrung sein, die dem Kranken hilft. Sie nutzt auch dem Sterbenden, der daran glaubt.

Deshalb ist es immer richtig nachzufragen, ob Patienten eine seelsorgliche Begleitung wünschen. Dies ist auch wichtig, wenn vielleicht die äußeren Verbindungen zu einer Kirche nicht mehr so offensichtlich sind. In der Krankheit bekommen viele Gedanken ein neues Gewicht und eine neue, oft unerwartete Bedeutung. Angehörige sollten sich nicht scheuen, dieses nachzufragen.

Seelsorge, auch die christliche, die von Priestern, Pfarrern, Ordensleuten oder Laien angeboten wird, sollte neben der eng mit dem jeweiligen Glauben verbundenen Dimension aber auch eine allgemeine Bedeutung haben. Viele Gläubige können auch Seelsorge leisten ohne dabei missionieren zu wollen. Dann kann Seelsorge einen (nicht nur im christlichen Sinn) erlösenden Charakter haben, bei Menschen, die nicht kirchlich oder religiös gebunden sind. Es kann gut sein, manche Dinge mit anderen, fremden Menschen, denen man Vertrauen schenken kann, zu besprechen. Sie dadurch zu verarbeiten, vielleicht von einer schweren Last befreit zu werden oder eine Hilfe bei der Lösung innerer Probleme zu erhalten.

Oft erleben wir es auch, dass schwere, familiäre Konflikte bestehen, Verbindungen zu engen Verwandten seit vielen Jahren zerrissen sind, man schon lange nicht mehr miteinander spricht oder im Groll miteinander umgeht.

Gerade hier kann man auch nicht religiösen Menschen wichtige Hilfen geben, indem man Vermittlung anbietet, ohne sich einzumischen. Oft habe ich auf dem Sterbebett ergreifende Versöhnungen erlebt, die eine sehr nachhaltige Wirkung für alle Überlebenden hatten. Muss man mit diesen ungelösten Problemen leben, fällt Sterben schwer. Es werden dann körperliche Symptome empfunden, die mit ärztlichen Mitteln nicht zu therapieren sind, außer der Patient wird vollkommen mit Medikamenten ruhig gestellt. Findet sich eine Lösung, kommt es zu einem neuen Kontakt nach sehr langer Trennung, dann schwindet plötzlich körperliches Leid. Das sind ergreifende Augenblicke, die zeigen, wie wenig Medikamente man doch oft braucht und wie vielmehr Zeit, Einfühlungsvermögen, Fantasie, Erfahrung im Umgang mit schwierigen Lebensphasen Bedeutung haben.

Sucht man einen Geistlichen, ist es gut, dies rechtzeitig zu tun und nicht erst im Angesicht des nahenden Todes. Dann ist mehr Zeit und es können Probleme mit mehr Ruhe bewältigt werden. Aber zu spät ist es nie. Allerdings kann dies „nach Feierabend" schwierig sein. Auch Pfarrer haben einen Anrufbeantworter, sind in einem Gottesdienst oder bei Verpflichtungen, bei denen sie nicht abkömmlich sind. Selbst dann gibt es Mittel und Wege, den Richtigen zu erreichen.

Palliativversorger haben auch hier ein enges Netz und können dabei helfen, die passenden Seelsorger zu vermitteln.

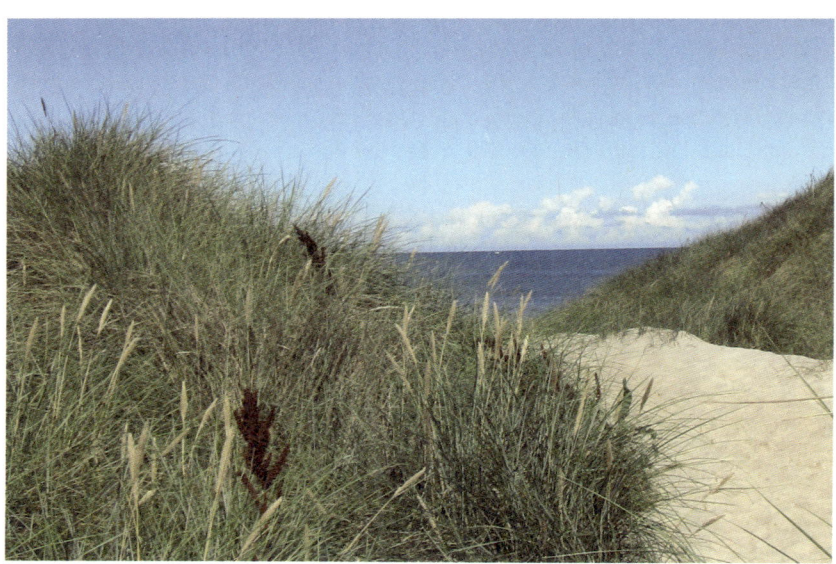

Psychologische Begleitung in der letzten Lebensphase

Die letzte Lebensphase gestaltet sich für Patienten wie auch Angehörige oft schwierig. Für die Patienten gilt es, mit belastenden Symptomen zurecht zu kommen, Sinnfragen des Lebens zu klären, auch mit zunehmender Hilflosigkeit, körperlichen Einschränkungen, Angst klar zu kommen. Ein wichtiger Punkt ist es auch, dass Patienten wissen, dass ihre Pflege andere viel Zeit und auch Mühe kostet. Auch dies kann sehr belastend erlebt werden. Die Familie ist im Dauereinsatz und nimmt viele Mühen auf sich. Diese gehen manchmal bis zur Erschöpfung. In beiden Fällen kann professionelle Unterstützung durch einen Psychologen sehr gewinnbringend sein. Das Ziel ist dabei immer, die Lebensqualität in den letzten Monaten, Wochen und Tagen zu verbessern. Eine Patientin sagte einmal: „Herr Franck, wissen Sie, ich will nicht schon tot sein bevor ich sterbe." Auch wenn sich vieles in der Zeit um das Sterben dreht, so gerät viel zu leicht in Vergessenheit, dass die Patienten leben und dass es darum geht, dies so gut wie möglich bis zum Ende zu erleben.

Umgang mit belastenden Symptomen verbessern

Im Laufe der Erkrankung können viele belastende Symptome auftauchen. Dabei können sie alles Mögliche sein – von belastend, über lästig bis zu sehr stark ängstigend. Häufig werden diese Symptome von Unruhe, negativen Gedanken, Niedergeschlagenheit, Scham oder Angst begleitet. Die Aufgabe der psychologischen Begleitung ist es hier, dem Patienten, aber auch den Angehörigen zu helfen wieder zu mehr Ruhe zu finden. Starke Unruhe verschlechtert oft die körperlichen Symptome und so kann es von großem Wert sein, diese abbauen zu können. Machen sich die Angehörigen dabei große Sorgen oder sind auch ängstlich, so wird es schwierig, dem Patienten dabei helfen zu können. Dies ist der Punkt, wo eine professionelle Begleitung von großem Wert sein kann, um alle zu entlasten.

Umgang mit Schmerz

Eines der Hauptsymptome in der letzten Lebensphase ist der Schmerz. Neben der medikamentösen Behandlung ist es auch möglich, mit schmerzreduzierenden Techniken wie Aufmerksamkeitslenkung, Ablenkung oder Hypnose zu arbeiten, welche von Psychologen angeboten werden. Diese Techniken sind für eine gewisse Zeit sehr wirksam und können zusammen mit den Medi-

kamenten sogar manchmal zu einer vorübergehenden Schmerzfreiheit führen. Viele können diese Techniken für sich lernen und anwenden. Auch beim
Schmerz sind Aufregung und Unruhe wichtige Komponenten, die zu einer
Schmerzverstärkung führen können. Ziel ist es, wieder zur Ruhe und etwas
innerlichem Abstand von negativen Gedanken zu finden.

Gespräche innerhalb der Familie

Im Krankheitsverlauf verändert sich etwas in den Beziehungen zwischen Patient
und Familie. Aber auch ohne Spannungen nehmen Familienmitglieder zumeist
andere, neue Rollen an – z.B. von der Ehefrau zur Pflegerin. Es kann schön sein,
sich daran zu erinnern, dass Zärtlichkeit und Liebe wieder Einzug halten. Eine gut
funktionierende Familie ist das Beste für Patient und Verwandte. Hierfür ist es auch
wichtig, dass sich die pflegenden Familienmitglieder vor ständiger Überlastung
schützen. Teilen Sie sich die Arbeit gut ein und greifen Sie auf die Unterstützung
zurück. Möchten Sie der schwierigen Aufgabe der Pflege nachkommen, so können
sie das viel besser wenn sie etwas erholt sind und sich stabil fühlen.
Die Familie befindet sich in einer Art Ausnahmezustand, mit dem oftmals keiner
so richtig umzugehen weiß. Anstrengende Situationen in der Familie führen dann
manchmal zu ungewollten und unschönen Szenen. Vermeiden Sie auf jeden Fall
im Beisein des Patienten über das Erbe zu streiten und zu reden. Auch ist es nicht
angebracht, sich beim Patienten darüber zu beschweren, dass er eine Last sei (auch
wenn sie glauben, er höre es nicht). Das klingt logisch, doch diese „Ausrutscher"
passieren häufiger als gedacht. Fast jeder Patient weiß, dass er Mühe macht und
auch, dass sich andere um das Erbe sorgen. Solche Themen können vom Patienten
selbst angesprochen werden, aber ansonsten bringen sie neben all den Symptomen
nur noch schlechte Stimmung, Misstrauen und Einsamkeit in die Beziehungen.
Auch hier kann eine professionelle, psychologische Unterstützung helfen, mit
schwierigen Situationen besser klar zu kommen und eine verfahrene familiäre
Kommunikation wieder ins Laufen zu bringen.
Es kann auch sehr gut sein, über zukünftiges mit den Patienten zu reden. Es ist
für die meisten schwierig über Themen wie Zimmergestaltung beim Sterben, Tod,
Beerdigung, Zeremonie usw. zu reden. Die Erfahrung zeigt, dass sich alle darüber
Gedanken machen, aber nicht darüber sprechen („Ich will den anderen nicht so
belasten.") . Tun Sie es – aber nicht zu spät.

Hospital Support Team im Krankenhaus

Hospital Support Teams (Palliativkonsiliardienst) bieten stationären Einrichtungen Beratung und Hilfe für die Behandlung belastender Symptome wie Schmerzen, Atemnot, Übelkeit und komplexe pflegerische Probleme (schwere Wunden etc.).

Die betreuten Patienten werden regelmäßig besucht und das weitere Vorgehen dann jeweils mit dem behandelnden Team abgesprochen. Nach dem Erstkonsil kann auch unabhängig davon ein Folgekonsil angemeldet werden.

Jeweils unmittelbar vor und nach dem Wochenende (Montag und Freitag) sollten die betreuten Patienten besucht werden. Diese Besuche dienen der Vor- bzw. Nachbesprechung des Wochenendes. Die Leistungen der einzelnen Berufsgruppen richten sich grundsätzlich nach dem Bedarf des Patienten, seiner Angehörigen und/oder des behandelnden Teams.

„Case Management"

Der Behandlungsweg des Patienten soll bedürfnisorientiert und sektorenübergreifend begleitet werden. Im Mittelpunkt stehen Koordination der verschiedenen Angebote innerhalb des Hauses sowie die Vernetzung mit Hausärzten, Pflegediensten und Hospizen. Leitfaden ist der jeweils individuelle Hilfebedarf von Patient und Angehörigen.

Im Einzelnen kann Unterstützung gegeben werden bei der Organisation für die häusliche Betreuung (inkl. Angliederung an das Mobile Palliativteam), bei der Indikationsstellung für die Übernahme von Patienten auf eine Palliativstation oder in ein Hospiz oder wieder nach Hause, und für alle möglichen medizinischen (pflegerisch oder ärztlich), seelsorglichen, psychosozialen Hilfestellungen bei Behandlungsmöglichkeiten am Lebensende.

So einen Dienst kann man für alle Krankenhäuser und Einrichtungen einrichten.

Palliativstation und Hospiz

Den meisten Menschen ist völlig unklar, was in den einzelnen Einrichtungen eigentlich gemacht wird. Zunächst einmal sind die Übergänge natürlich fließend. In beiden sollen die Mitarbeiter ganz besonders qualifiziert und erfahren in Palliativversorgung sein. In beiden steht der Mensch weit im Vordergrund und die Technik sollte diskret im Hintergrund bleiben. Die Umgebung ist meist schöner, großzügiger und wohnlicher gestaltet als in einer Intensivstation oder einem Altenpflegeheim.

Prinzipiell wird aber in einer Palliativstation versucht, auch mit den Mitteln einer Hochleistungsmedizin, wieder fit zu machen dafür, dass der Patient möglichst bald wieder nach Hause kommen kann und dort weiter lebt. In eine Palliativstation sollte man nicht zum Sterben aufgenommen werden. Leider ist dies oft trotzdem der Fall, weil andere Möglichkeiten der Unterbringung nicht ausreichend vorhanden, nicht bekannt sind oder dazu nicht beraten wird.

Eine Palliativstation ist immer in einem Krankenhaus. Sie wird von Ärztinnen und Ärzten geführt, die speziell in Palliativmedizin ausgebildet sind und eine langjährige praktische Erfahrung auf diesem Gebiet haben.

Ein Hospiz ist eine Pflegeeinrichtung, die mit einem Krankenhaus nichts zu tun hat. Menschen, die zuhause nicht mehr zurecht kommen können, weil schwierige Pflegeprobleme auftreten, können in ein Hospiz aufgenommen werden. Auch Menschen, die keine Angehörigen haben, die ihnen helfen können oder bei denen das soziale Umfeld zu schwierig ist, können als Gäste ins Hospiz kommen. Weil es kein Teil eines Krankenhauses ist und man bis zu Ende dort wohnt, lebt man dort auch als Gast zur Pflege und zur Betreuung, nicht als Patient zur medizinischen Therapie. Medizinisch ist der Hausarzt weiter zuständig mit seinen Möglichkeiten der Behandlung in der so genannten „Regelversorgung", bei Problemen macht er dies gemeinsam mit Spezialisten. Gibt es im Hospiz schwerwiegende, medizinische Probleme, die behandelt werden müssen, so kann manchmal eine Einweisung ins Krankenhaus nötig und gewünscht werden. Man kann sich aber auch bewusst entscheiden, nicht zu behandeln, der Krankheit ihren Lauf zu lassen, Symptome zu lindern und die Gäste „nur" intensiv zu begleiten.

Psychosoziale Begleitung

Die Sterbenden und ihre Angehörigen geraten durch eine unheilbare lebensbedrohliche Erkrankung in eine Lebenskrise. Sterben und Tod kann man jedoch nicht als normale Lebenskrise betrachten, sondern es ist die schwerste Zeit im Leben eines Menschen.

Gefühle wie Angst, Wut, Aggression und Sprachlosigkeit sind Teil dieser Lebenskrise. Hospizbegleiterinnen und -begleiter ermutigen die Sterbenden und ihre Angehörigen diese Gefühle zuzulassen. Sie unterstützen die Betroffenen in diesem emotionalen Chaos. Das Ausleben dieser Gefühle ist aktive Trauerbewältigung und beinhaltet die Möglichkeit zu Auseinandersetzungen mit vergangenen und unerledigten Dingen. Klärung oder Versöhnung mit Freunden oder zerstrittenen Familienmitgliedern sind dabei genauso wichtig wie die Vorbereitung einer Trauerfeier oder die Regelung der Hinterlassenschaften.

Ehrenamtliche Mitarbeiter führen Gespräche über das Leben und den Tod und fördern die Dialogfähigkeit und die Kommunikation unter den Betroffenen. Aus vielen Gesprächen mit Hinterbliebenen wissen wir, dass sie es sehr bedauern, es sie sehr belastet, die verbleibende Zeit nicht besser genutzt zu haben. Die Hospizbegleiterinnen und -begleiter vermitteln, unterstützen, tragen zur Klärung bei, damit die letzte Zeit intensiv miteinander gelebt werden kann.

Da es in unserer Gesellschaft immer mehr Alleinstehende und allein lebende Menschen gibt, ist diese Unterstützung der ambulanten Helfer für Schwerstkranke eine große Erleichterung.

Die Unterstützung oder Übernahme von Behördengängen, die Hilfe bei Telefonaten oder Korrespondenz, die Begleitung zum Arzt oder zu ambulanten Untersuchungen ins Krankenhaus sind diese praktischen Hilfen bei persönlichen Angelegenheiten.

Erkrankt ein Familienmitglied lebensbedrohlich und wird Zuhause gepflegt, geht diese Pflege einher mit einer ungeheuer großen Belastung der pflegenden Angehörigen. Entlastend kann es da für die Angehörigen sein, wenn der Hospizbegleiter vorübergehend ihre Aufgaben übernimmt und z.B. am Krankenbett sitzt, während sie einmal in Ruhe etwas für sich selbst tun können. Diese Pausen stellen für die Angehörigen eine große Unterstützung dar.

Ein Schwerpunkt in der Beratung ist, dem Betroffenen einen Überblick zu verschaffen über alle zur Verfügung stehenden Hilfsangebote, wie z.B. Beratungsstellen, Selbsthilfegruppen, Betreuungs- und Pflegesituation, Schmerztherapeuten, Palliativstationen, stationäre Hospize, Seelsorger etc. Für Trauernde bietet der ambulante Hospizdienst Einzelgespräche, Trauergesprächskreise und ein monatlich stattfindendes Trauercafe an. Darüber hinaus können auch Kontakte zu unterschiedlichen Therapeuten hergestellt werden.

Um ehrenamtliche MitarbeiterInnen für die schwere, umfangreiche Aufgabe gut zu rüsten, bedarf es qualifizierter Vorbereitung im häuslichen Bereich wie auch in stationären Einrichtungen. Durch die jahrelange Zusammenarbeit mit allen an der Betreuung Sterbender beteiligten Berufsgruppen sind in der Ausbildung des ehren- oder hauptamtlichen Begleiters viele kompetente Fachleute mit eingebunden.

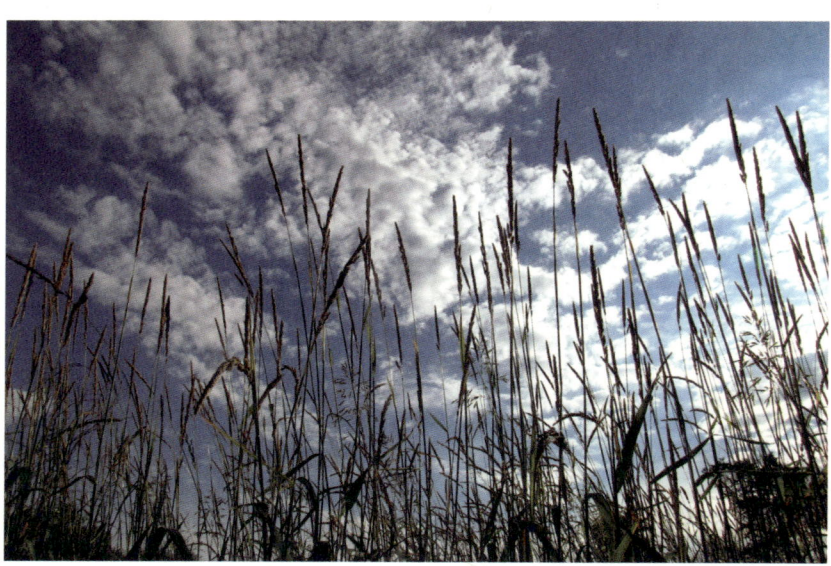

Ehrenamtlicher Hospizdienst

Wir erleben in den vergangenen Jahrzehnten im Alltag immer seltener Sterben, Tod und Trauer. Die Bereiche werden aus dem Leben ausgeklammert und die Verantwortung dafür in fremde Hände gegeben. Die Hospizbewegung will Sterben, Tod und Trauer enttabuisieren, Ängste abbauen, Mut machen, sich für ein würdiges Sterben im häuslichen Umfeld zu entscheiden, umgeben von den Menschen, die im bisherigen Leben wichtig waren.

Der ehrenamtliche Hospizdienst ist eine Ergänzung zur ambulanten pflegerischen Versorgung durch Pflegedienste, der seelsorglichen Betreuung eines Pfarrers und der medizinischen Versorgung eines Hausarztes und oder eines Palliativmediziners. Er bietet seine Unterstützung kostenfrei an. Die ehrenamtlichen Hospizmitarbeiterinnen und -mitarbeiter werden von Fachkräften begleitet.

Aufgaben des ehrenamtlichen Hospizdienstes

Die psychosoziale Begleitung/Hilfen bei persönlichen Angelegenheiten

Palliative Beratung und Information

Beratung und Begleitung der Angehörigen

Begleitende Trauerarbeit

Trauerbegleitung der Hinterbliebenen

Angebote weiterführender Hilfe

Befähigung und Begleitung ehrenamtlicher Mitarbeiter/innen

Öffentlichkeitsarbeit

Aus- und Weiterbildung für andere Dienste

Soziale Vernetzung

Kinder und Sterben

Wir wollen unsere Kinder gerne schützen, auch und besonders vor vielleicht belastenden Situationen. Aber Kinder nehmen das Leben ganz anders wahr als wir Erwachsenen. Meist versuchen Eltern, die Kinder von Schwerstkranken am Lebensende fern zu halten aus Angst, es könne ihnen schaden. Das Gegenteil ist der Fall. Gerade Kinder sehen Kranke ganz anders und „normaler" als wir. Das bemerken wir manchmal, wenn Kinder entwaffnend direkte und trotzdem liebenvolle Fragen stellen. „Oma, wann stirbst Du denn?", habe ich zum Beispiel schon gehört.

Besonders sehr junge Kinder haben da keinerlei Berührungsängste. Mit Halbwüchsigen kann dies schwieriger sein. Aber auch da gibt es angemessene Lösungen, aber kein Patentrezept, das man mit der Brechstange durchsetzen sollte.

Auch berührt ein lieber Mensch, der sich körperlich verändert, schwächer wird, Fähigkeiten verliert, vielleicht unangenehm riecht, uns Erwachsene manchmal peinlich. Kinder, die man ohne besondere Vorurteile mit den Kränkerwerdenden in Kontakt lässt, erleben dies anders, oft viel „normaler". Für Kinder ist dies eine wichtige Erfahrung, nicht ausgeschlossen zu werden; zu erleben, dass auch große, starke Menschen alt, krank und hilfebedürftig werden. Kinder können Kranke besonders liebevoll unterstützen und wieder unerwartet Lebensmut neu erwecken.

Es ist wichtig, dass die Familien in dieser für alle so bedeutenden Lebensphase nicht auseinander gerissen werden und einander trösten können. Hier können gerade die Kinder für die Erwachsenen eine ungeheurere Stärke und Kraft zeigen. Das haben wir, die wir palliativ begleiten, alle schon oft erlebt.

Sicher gibt es Situationen, bei denen nicht jeder dabei sein muss oder sollte. Das können medizinische Maßnahmen oder besonders intime Dinge sein, bei denen auch sonst nicht jeder anwesend sein sollte. Das gilt für Kinder dann nicht anders als für Erwachsene.

Was aber würde geschehen, wenn wir Kinder bewusst von den Schwerstkranken fern hielten. Die Vorstellungen, was im Verborgenen passiert, sind viel schlimmer und langfristig belastender als die Auseinandersetzung mit der Wirklichkeit, die von den Eltern und anderen auch noch erklärt werden kann. Dies gilt auch für das Sterben selbst und den Abschied von den Verstorbenen, der für jeden Menschen etwas Wichtiges und Prägendes ist. „Tschüss, mach's gut, bis später!" hat eines meiner Grundschulkinder einmal nach dem Tod einer lieben Großtante gesagt. Und hat es auch ehrlich so gemeint.

So können wir durch unseren eigenen, natürlicheren Umgang auch mit Tod und Sterben den Menschen nach uns sehr sinnvoll für das eigene Weiterleben helfen.

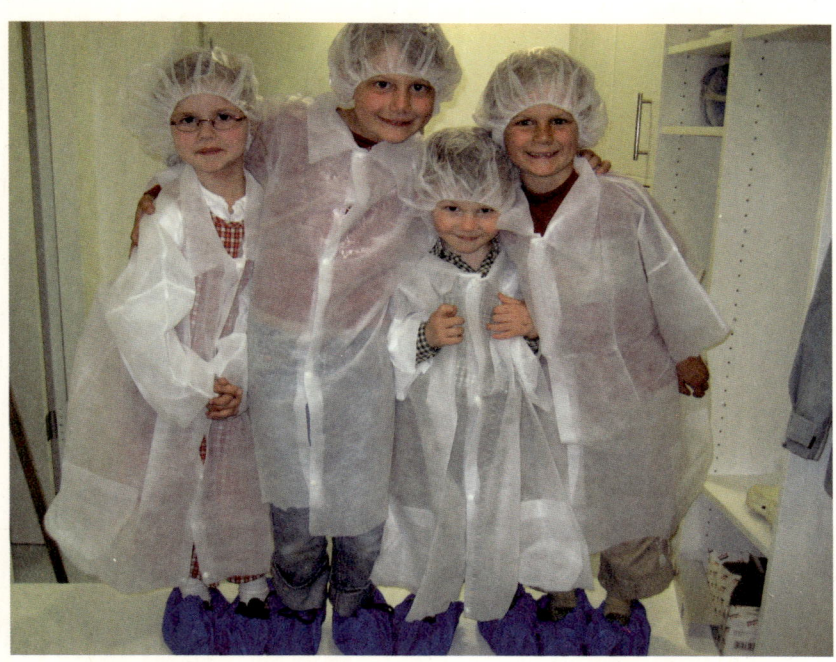

Hospizarbeit und Palliativversorgung bei Kindern

Hier steht das Wort Kinder stellvertretend für Kinder, Jugendliche und junge Erwachsene.
Kinder mit einer lebensverkürzenden Erkrankung benötigen ein ganz besonders auf Ihre Bedürfnisse abgestimmtes Versorgungskonzept, in dem viele mitwirken.
Im Mittelpunkt steht neben dem erkrankten Kind die gesamte Familie. Die Krankheiten können sich über viele Jahre erstrecken. Deshalb benötigen diese Familien Angebote der Kinderhospizarbeit und der Palliativversorgung, die bereits bei Diagnosestellung beginnen. Sie müssen sich daran orientieren, welche Möglichkeiten das Kind, dessen Familie und Umwelt haben und bieten. Eine Besonderheit gegenüber der Erwachsenenversorgung ist das viel breitere Krankheitsspektrum und die unterschiedlichen Therapiekonzepte vom Säugling bis zum jungen Erwachsenen.

Stationäre Kinderhospizarbeit

In stationären Kinderhospizen werden Kinder und die ganze Familie ab der Diagnosestellung aufgenommen und durch ein multiprofessionelles Team versorgt. Die Aufenthalte zur Entlastung der Familien sind zeitlich begrenzt und können regelmäßig (vorwiegend jährlich) in Anspruch genommen werden. In der Lebensendphase können das Kind und dessen Familie unbegrenzt aufgenommen werden.

Ambulante Kinderhospizarbeit

Durch ambulante Kinderhospizdienste werden Kinder und die gesamte Familie ab der Diagnose im Leben und Sterben und über den Tod der Kinder hinaus begleitet.
Im Unterschied zu der allgemeinen Hospizarbeit werden auch hier die Familien durch Ehrenamtliche über einen längeren Zeitraum begleitet. In den meisten Fällen begleiten zwei ehrenamtliche Mitarbeiter die Familie mit etwa drei bis fünf Stunden wöchentlich. Dieses Unterstützungsangebot soll die Förderung der Selbsthilfe fördern. Durch die vernetzende Arbeitsweise der ambulanten Kinderhospizdienste erhalten die Familien Informationen anderer Angebote.

Ambulante Palliativversorgung von Kindern

Neben der Versorgung von Kindern durch ambulant tätige Kinderärzte, Kinderkrankenpflegedienste, Sozialpädiatrische Zentren und andere haben sich seit mehreren Jahren Angebote für eine spezialisierte Kinderpalliativversorgung gebildet. Meist von onkologischen Zentren ausgehend, haben sich sogenannte Brückenteams durch Unterstützung von Elternvereinen gegründet.

Diese haben es sich zur Aufgabe gemacht, die Kinder und deren Familien gemeinsam mit den ambulanten Partnern im vertrauten häuslichen Umfeld zu versorgen. So sollen Krankenhausaufenthalte vermieden werden, die gerade bei Kindern besonders unerwünscht sind.

Die Hauptaufgaben der „Brückenarbeit" bestehen in der ressourcenorientierten Bedarfserfassung, Versorgungsplanung und Umsetzung durch spezialisierte Kinderärzte und Kinderkrankenpflegekräfte mit dem gemeinsamen Fokus auf Gesamtfamilie, Freunde, Nachbarn und ambulante Partner. Alle können und sollten in dieser speziellen Situation angeleitet werden. Der Bedarf an spezialisierter ambulanter Palliativversorgung von Kindern kann durch die Familien selbst, aber auch von behandelnden Ärzten oder anderen Versorgern angemeldet werden. Die Verordnung für diese Leistung wird dann mit dem behandelnden Kinderarzt besprochen.

Wir sehen, Kinder sind keine kleinen Erwachsenen. Manches ist gleich, vieles ähnelt sich in der palliativen Versorgung. Aber es braucht hohe fachliche Kompetenz, viel Erfahrung im Umgang mit schwerstkranken Kindern und insbesondere deren Familien. Diese sind noch wesentlich stärker belastet als bei erwachsenen Patienten, und die Last zieht sich mit allem Hoffen und Bangen oft über eine lange Zeit hin.

Das Netz für schwerstkranke Kinder ist noch löchrig. Trotzdem kann man Rat und Hilfe finden – wenn man daran denkt. Die engagierten Teams für Erwachsene und die für Kinder arbeiten immer enger zusammen, so dass zunehmend auch ortsnah Unterstützung gefunden werden kann. Durch Zusammenarbeit kommen alle weiter.

Wichtig ist und bleibt: Daran denken; auch wenn Eltern die Hoffnung auf Heilung nie aufgeben und das auch nicht sollten. Sie sollten ebenfalls daran denken, frühzeitig nach den Möglichkeiten palliativer Begleitung zu fragen. Denn dann kann auch die schwere Zeit der teils sehr belastenden Behandlungen leichter fallen.

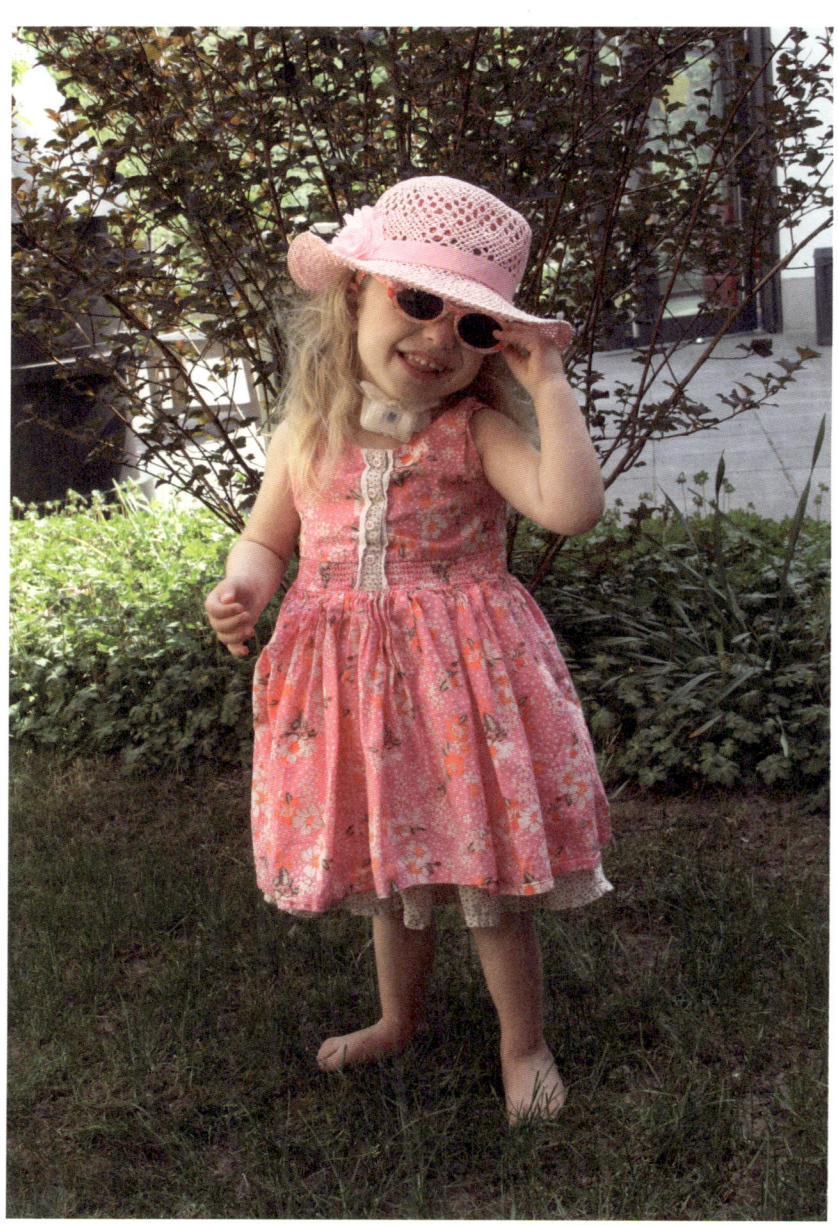

Nur ein Nachwort?

„Palliativversorgung? Das haben wir schon immer gemacht!"
Über lange Zeiträume hin war es ärztliches Denken, sich von Patient und
Angehörigen zurück zu ziehen, wenn der Arzt glaubte, dass Heilung nicht
mehr möglich, der Tod nahe sein könnte. Das änderte sich eingangs des
19. Jahrhunderts. Hufeland veröffentlichte 1806 in „Die Verhältnisse des
Arztes`: „Selbst im Tode soll der Arzt den Kranken nicht verlassen, noch
da kann er sein großer Wohlthäter werden, und, wenn er ihn nicht retten
kann, wenigstens sein Sterben erleichtern.` Ein lesenswertes Plädoyer für
eine Medizin der Menschlichkeit, jenseits profitorientierter Technisierung,
so könnte man heute sagen.

So kam es, dass Generationen von Kollegen tatsächlich anders als zuvor
wieder den Kranken beistanden, bis Bruder Hein kam, sie mitzunehmen
und Ärzte darüber hinaus auch die Familien in ihrer Trauer begleiteten.
Erstaunlich, auf das Beste wird dieses ärztliche Handeln geschildert in einem Filmklassiker der 50er Jahre „Sauerbruch – das war mein Leben`.

Sicher, dort wird mit Pathos eine Haltung geschildert, die weit entfernt
ist vom managed care der teamorientierten Prozesse transprofessioneller,
spezialisierter Symptomkontrolle. Aber eben doch auch und gerade Palliativversorgung im positivem Sinne. Auch auf hohem Niveau und auf das
Dankbarste angenommen von Menschen in ihrem Leid.

In den 60er Jahren des letzten Jahrhunderts fanden diese Ärzte endlich
breiter werdende Unterstützung in den engagierten Laien der Hospizbewegung.

In der Jesuitenzeitschrift „Stimmen der Zeit` 6/2009 schreibt Prof. Lob-
Hüdepohl im Artikel „Bedrohtes Sterben` von der „maximaltherapeuti-
schen Versorgung einer Höchstleistungsapparatemedizin, die den Körper
des Sterbenden zum bloßen Reaktor technischer Artefakte degradiert.`

Eine exzellente Palliativversorgung bedeutet nicht, die Technik des Lehr-
krankenhauses und die Palliativ- oder Intensivstation daheim im Schlaf-
zimmer aufzubauen. Die Möglichkeit der hervorragenden, auch technischen Symptomkontrolle sollte im Hintergrund bleiben und lediglich ein
Sicherheitsnetz bieten.

Wer das Glück hat, in einem eingespielten Palliative Care Team mitzuar-
beiten, der weiß, dass er die Freude an der vielleicht menschlichsten aller

Arbeiten in der heutigen „Gesundheitsindustrie" miterleben und mitgestalten darf. Ich habe den Traum, dass es bald viele Palliativteams gibt, die zusammenarbeiten, damit keine Bitte um Hilfe mehr abgewiesen werden muss.

Thomas Sitte

Interessante Links

Unsere Stiftung:

www.irunforlife.de

www.PalliativStiftung.de

Informationsquellen:

www.palliativ.net

www.palliativ-portal.de

www.dgpalliativmedizin.de

www.hospize.net

www.dhpv.de

Ungewöhnliche Unterstützungen:

www.wunsch-ambulance.de

www.flyinghope.de

Seiten auf Englisch, die man kennen sollte:

www.palliativedrugs.com

www.dignityold.com

www.compassioninhealthcare.org

Die Deutsche PalliativStiftung

von Thomas Sitte

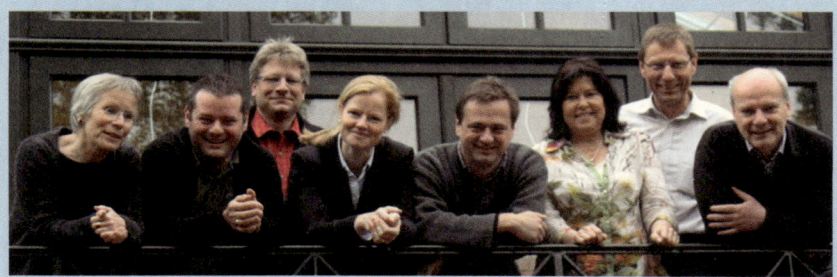

Never doubt that a small group of thoughtful, commited citizens can change the world. Indeed, it is the only thing that ever has. (M. Mead)

Am 8. Mai 2010 wurde die Deutsche PalliativStiftung von acht Praktikern der Hospizarbeit und Palliativversorgung unabhängig von etablierten Strukturen gegründet. Sie ist damit eine „junge" Stiftung, hat jedoch von Anfang an durchaus ambitionierte Ansprüche und Ziele. Die acht Gründungsstifter kamen aus der Pflege, Seelsorge, Medizin, Physiotherapie und Betriebswirtschaft. Ihr erklärtes Ziel ist es, sich sowohl für Erwachsene wie auch für Kinder und gemeinsam stark machen, so dass sich die Öffentlichkeit hin zu einem angemessenen hospizlich-palliativen Denken weiter öffnet. Von Margaret Mead (1901-1978), einer amerikanischen Ethnologin und Philosophin des vergangenen Jahrhunderts stammt die oben genannte Aussage, die aufs Deutsche übertragen lautet: *„Zweifle nie daran, dass eine kleine, aufmerksame, engagierte Gruppe von Bürgern die Welt verändern könnte. In der Tat ist das das Einzige, das sie je verändert hat."*

Neue Akzente setzen

So setzten sich die Gründer der PalliativStiftung gemeinsam ein für eine bessere Fürsorge für schwerkranke und sterbende Menschen aller Altersstufen. Da die Gründer die Hospizarbeit und Palliativversorgung aus unterschiedlichsten Perspektiven kennen, ist es auch ihr Ziel, die verschiedenen Erfahrungen zu einem Ganzen zusammenfügen: „Jeder Mensch soll die Unterstützung finden, die er in der hospizlich-palliativen Versorgung benötigt und sagen können: „Wie gut, dass ich mich immer auf Hospizarbeit und Palliativversorgung verlassen kann", so Pfarrer Matthias Schmid aus Gießen, stellvertretender Vorstand des Stiftungsrates. Auch die hinzugekommenen Stiftungsräte sind in den verschiedensten Berufsgruppen und Positionen tätig, so dass es zu einem wunderbar dynamischen Austausch kommt. So unterschiedliche Erfahrungen und Sichten sind nach Auffassung der Gründer ideal, um bundesweit die Entwicklung der Palliativ- und Hospizversorgung weiter voran zu bringen.

Thomas Sitte, einer der Gründer und Vorstandsvorsitzender der Stiftung ergänzt: „Werbung unter den verschiedensten Vorzeichen für die verschiedenen Versorgungsmöglichkeiten ist damit für uns ein wichtiges Anliegen. Wir erproben gewissermaßen Edutainment für ein ernstes Thema." So gibt es Informationsmaterial für Laien und Experten in verschiedenster Form, Konzerte, CDs, Lesungen, Aktionen im Sport (www.irunforlife.de), Fotowettbewerbe und Kalender rund um das Thema der Begleitung und Versorgung am Lebensende.

Plattform für Engagierte

„Die Deutsche PalliativStiftung versteht sich als Plattform für engagierte Laien, Fachleute, Ehren- und Hauptamtliche und will sich mit ihnen gemeinsam in allen Fragen der hospizlichen und palliativen Versorgung engagieren", ergänzt die Vorsitzende des Stiftungsrates, Veronika Schönhofer-Nellessen, Sozialarbeiterin aus Aachen. Die Stiftung will dabei helfen, dass regionale Initiativen solide wachsen und im Austausch miteinander gefestigt werden.

„Wichtige rechtliche Fragen rund um das Lebensende sind teils überhaupt nicht, teils widersprüchlich rechtlich geregelt", betont die stellvertretende Vorstandsvorsitzende Prof. Dr. jur. Ruth Rissing-van Saan, „hier haben wir bereits zu wegweisenden Entscheidungen beigetragen, aber auch auf diesem Gebiet liegt noch viel Arbeit vor uns!" Insbesondere beim Problem der Versorgung von Palliativpatienten mit Betäubungsmitteln im Notfall zur Unzeit hat die PalliativStiftung die wesentlichen Impulse gegeben und so zu einer Verbesserung der Situation beigetragen.

Nachhaltig fördern

„Wir haben noch lange nicht die ganzheitliche Medizin, die dafür nötig und in einem Wohlstandsland wie Deutschland sicher möglich wäre", ergänzt Thomas Sitte, Vorstandsvorsitzender und Palliativmediziner aus Fulda. Deshalb wollen die Stifter die weitere Entwicklung von Palliativ- und Hospizversorgung nachhaltig fördern. Die Deutsche PalliativStiftung will Netz und Sicherheit für die Menschen bieten, die in diesem Bereich professionell und ehrenamtlich tätig sind, damit die Hilfe bei den Betroffenen direkt und auch langfristig ankommt. „Die Stiftung motiviert zur gelebten Zusammenarbeit."

„Die Leistungen, die in der Versorgung von schwerstkranken Patienten jeden Alters erbracht werden, verdienen großen Respekt!", betont Pfarrer Schmid. Die Stiftung ist regional und bundesweit tätig. Bereits vorhandene Projekte und noch entstehende Ideen werden miteinander vernetzt. Als eine der ersten Aktivitäten initiierten und unterstützten die Gründer den bundesweit ersten Fachkongress zur ambulanten Palliativversorgung, der am 28. Juni 2010 in Berlin mit großem Erfolg stattfand, aber auch z. B. einen Empfang eines kleineren Kreises von PalliAktiven in Berlin, bei dem sogar Daniela Schadt, die Lebensgefährtin des Bundespräsidenten zu Gast war. Besonderen Wert haben die Gründungsstifter darauf gelegt, dass sie unabhängig und nicht gewerblich oder in Verbänden verpflichtend gebunden sind. Dabei verbindet sie ein großes gemeinsames Ziel: Sie möchten ihre Erfahrungen mit einem multiprofessionellen Blick zu einem Ganzen zusammenfügen und damit ihrem Idealbild ein Stück näher kommen.

Vorhandene Projekte vernetzen

Die Aktivisten sehen die Deutsche PalliativStiftung damit als perfekte Ergänzung zu den anderen Förderern und möchten regional, überregional und bundesweit tätig werden.

Der Stiftungssitz ist mit sehr günstiger Verkehrsanbindung im ICE-Netz in Fulda. Das Gebäude liegt eine Minute vom Bahnhof entfernt. So bietet sich PalliAktiven die Möglichkeit, im Seminarzentrum Workshops durchzuführen. „Als nachhaltige Aufgabe übernahmen wir zum Beispiel mit „palliativ.net" Betrieb und Weiterentwicklung des deutschen Informationssystems für Fragen der Hospiz- und Palliativarbeit", hebt der Schatzmeister Dr. phil. Arnd T. May, Ethiker aus Halle, hervor. „Zum weiteren Auf- und Ausbau der Arbeit benötigt die Deutsche PalliativStiftung finanzielle, ideelle und politische Unterstützung!"

In eigener Sache

Die PalliativStiftung möchte an dieser Stelle auch um Mithilfe werben. Die Ziele und die damit verbundene Stiftungsarbeit brauchen viele Hände und Hilfe, um Veränderungen anzustoßen und notwendige Hilfen geben zu können.

Dabei muss es nicht immer nur Geld sein: **TTT** – **Talent, time or treasure, jeder Mensch hat etwas, das er beitragen kann.** Unterstützen Sie uns mit Zeitspenden im Büro, bei Veranstaltungen und vielem mehr.

Können Sie etwas Besonderes? Sind Sie IT-Spezialist, besonders beredsam, super im Organisieren? Die PalliativStiftung braucht Sie! Oder helfen Sie mit Geldspenden oder Förderbeiträgen.

Auch dieses Buch wurde weitestgehend ehrenamtlich produziert und subventioniert verlegt. Deshalb bittet die Deutsche PalliativStiftung Sie als interessierten Leser, Mitglied in ihrem Förderverein zu werden. An der Beitragshöhe sollte es nicht scheitern, ab 10 € im Jahr sind Sie dabei.

Informieren Sie sich im Büro persönlich, per Mail oder Telefon oder schauen Sie auf die Website *www.palliativstiftung.de.*

Aktuelle Verkaufsangebote der Deutschen PalliativStiftung

Alle angebotenen Bücher, Kalender, usw. sind bei uns zu attraktiven Preisen erhältlich, weil wir damit zur Aufklärung über die Möglichkeiten von Hospizarbeit und Palliativversorgung beitragen und sie weit verbreiten wollen. Die Artikel sind durch viel Engagement, Spenden und ehrenamtlichen Einsatz so gut geworden! Wir würden uns natürlich freuen, wenn auch viel gekauft wird, damit wir wiederum mehr für Sie produzieren können.
Alle Preise sind Brutto-Einzelpreise.
Die Mitglieder unseres Fördervereins erhalten alle Materialien versandkostenfrei.
Gerne können wir auch über Rabatte beim Kauf größerer Mengen reden.

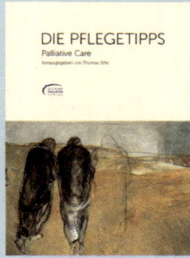

**Die Pflegetipps –
Palliative Care**
85 Seiten
kostenfrei

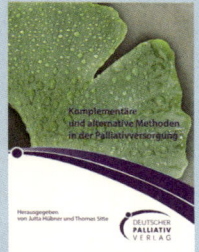

**Komplementäre und
alternative Methoden
in der Palliativversorgung**
112 Seiten
€ 5,–

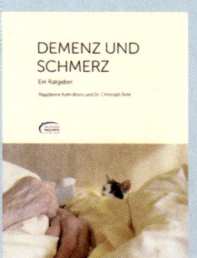

Demenz und Schmerz
70 Seiten
€ 5,–

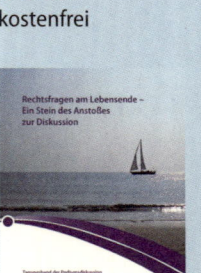

**Rechtsfragen
am Lebensende**
72 Seiten
€ 5,–

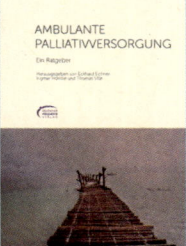

**Ambulante Palliativ-
versorgung
– ein Ratgeber**
283 Seiten
€ 10,–

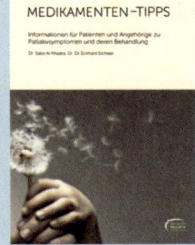

**Die Medikamententipps
– ein Ratgeber**
für die palliative Begleitung
110 Seiten, € 5,–
(erscheint im Frühjahr 2014)

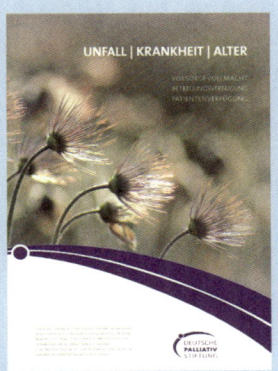

Mappe „Patientenverfügung"
kostenfrei

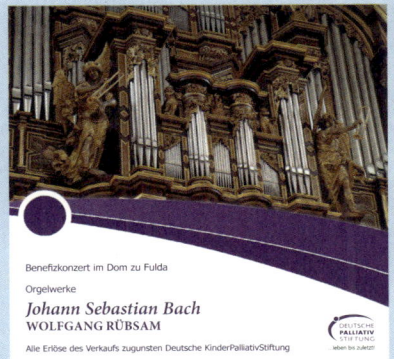

Orgelwerke von Johann Sebastian Bach
gespielt von Wolfgang Rübsam
€ 10,–
(Erlös zugunsten der KinderPalliativStiftung)

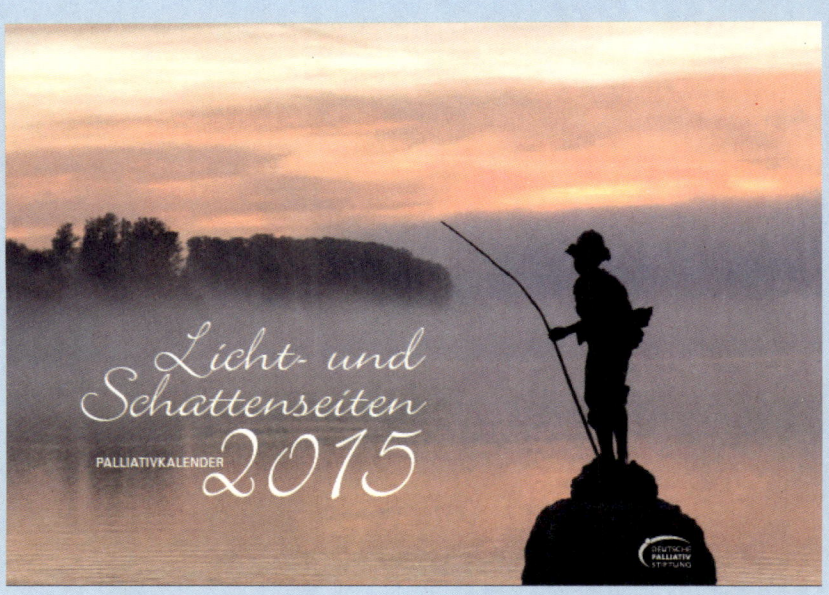

PalliativKalender 2015
41 x 29 cm
€ 10,–

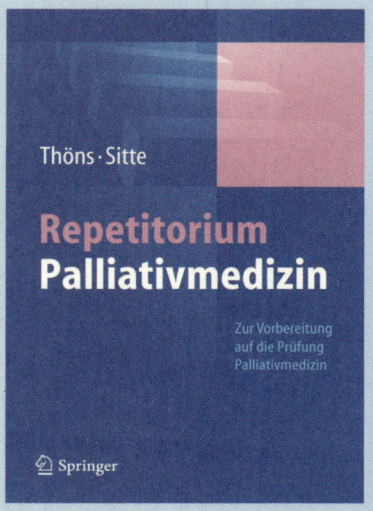

Thöns · Sitte

**Repetitorium
Palliativmedizin**

Zur Vorbereitung
auf die Prüfung
Palliativmedizin

Springer

Als weiterführende Literatur für Fachpersonal und Lehrbuch mit dem prüfungsrelevanten Wissen für die „Zusatzbezeichnung Palliativmedizin" empfehlen wir:

Thöns M, Sitte, T:
Repetitorium Palliativmedizin
Springer 2013

Rezension:
Palliativmedizin, das empathische Begleiten von Sterbenskranken, ist seit jeher auch eine originäre, gelebte Aufgabe von Hausärzten. Das aktuell erschienene „Repetitorium Palliativmedizin" ist von Praktikern überwiegend aus der ambulanten Palliativversorgung geschrieben und zielt genau auf das, was sich Menschen zuletzt meist wünschen. Gut versorgt zuhause zu bleiben. Prägnant und praxisnah werden die wesentlichen Aspekte für die Begleitung Sterbender vermittelt: Grundlagen der Palliativmedizin, Behandlung von Schmerzen und anderen belastenden Symptomen, psychosoziale und spirituelle Aspekte, ethische und rechtliche Fragestellungen, Kommunikation, Teamarbeit und Selbstreflexion.

Die Kapitel werden mit realen Fallbeispielen - ähnlich den Fallseminaren – eingeleitet. So können Entscheidungen und Problemsituationen nachvollzogen werden. Neben harten Fakten sind Handreichungen für Patienten und Angehörige direkt als Kopiervorlage einsetzbar. Auch fehlen besondere Gesichtspunkte in der palliativen Kommunikation nicht, vom Überbringen schlechter Nachrichten bis hin zu zartem Humor. Obgleich als Repetitorium für die Zusatzbezeichnung Palliativmedizin konzipiert, ist es doch aufgrund seines strengen Praxisbezugs insbesondere für den Hausarzt bestens geeignet.

Prof. Herbert Rusche, Abteilung für Allgemeinmedizin. Ruhr Universität Bochum

Springer, 2013
322 Seiten
39,99 €

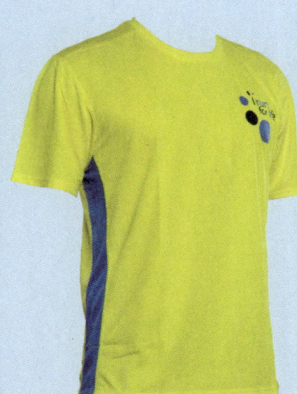

Funktionsshirt gelb
€ 37,–

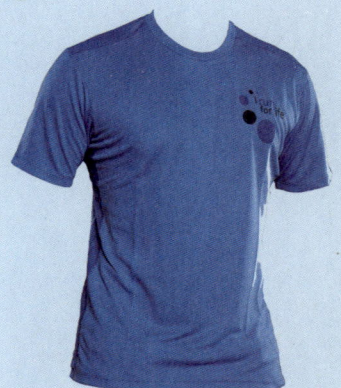

Funktionsshirt blau
€ 37,–

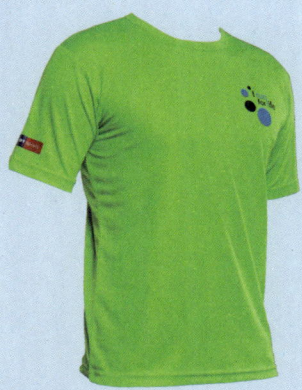

Funktionsshirt grün
€ 27,–

„I run for life" und der dazugehörige DeutschlandCup sind langfristige, gemeinsame Projekte der PalliativStiftung mit KARSTADTsports und der Techniker Krankenkasse.

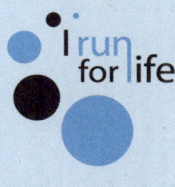

Wir wollen im wahrsten Sinne des Wortes laufend hospizlich-palliative Denkanstöße dorthin bringen, wo man sie überhaupt nicht erwartet.

Machen Sie mit.

Laufen Sie mit.

Informieren Sie sich auf der Website
www.irunforlife.de

Die hochwertigen Funktionsshirts mit dem Logo der Sportinitiative der Deutschen PalliativStiftung sind leicht, atmungsaktiv, tranportieren Feuchtigkeit schnell von innen nach außen und bestehen aus 50 % Polyester-, sowie 50 % Topcool-Polyesterfasern.
Für Vereine und Veranstalter Mengenpreis auf Anfrage.

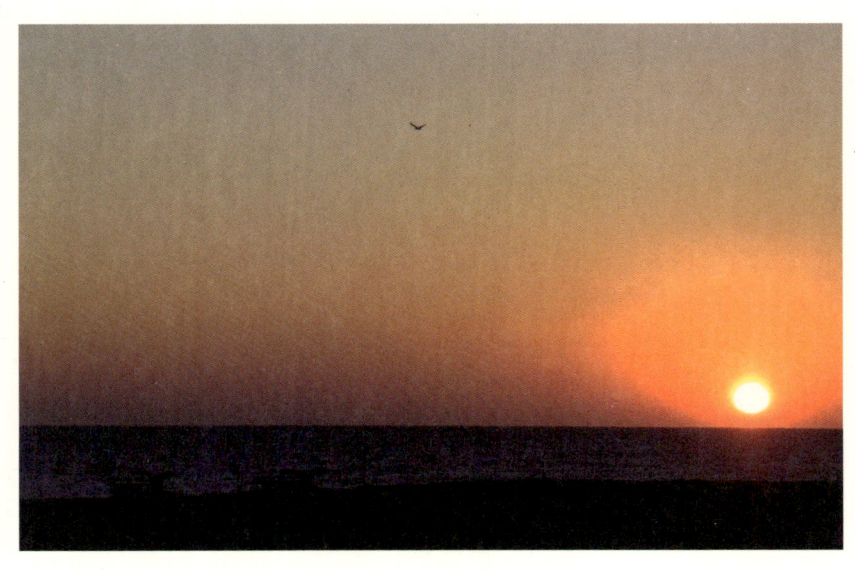